Ergash Berdiev

Intervenções minimamente invasivas no tratamento de aderências em crianças

Ergash Berdiev

Intervenções minimamente invasivas no tratamento de aderências em crianças

Monografia

ScienciaScripts

Imprint

Any brand names and product names mentioned in this book are subject to trademark, brand or patent protection and are trademarks or registered trademarks of their respective holders. The use of brand names, product names, common names, trade names, product descriptions etc. even without a particular marking in this work is in no way to be construed to mean that such names may be regarded as unrestricted in respect of trademark and brand protection legislation and could thus be used by anyone.

Cover image: www.ingimage.com

This book is a translation from the original published under ISBN 978-620-7-46639-9.

Publisher:
Sciencia Scripts
is a trademark of
Dodo Books Indian Ocean Ltd. and OmniScriptum S.R.L publishing group

120 High Road, East Finchley, London, N2 9ED, United Kingdom
Str. Armeneasca 28/1, office 1, Chisinau MD-2012, Republic of Moldova, Europe
Printed at: see last page
ISBN: 978-620-7-62928-2

Berdiev Ergash Abdullaevich

Intervenções minimamente invasivas no tratamento de aderências em crianças

Monografia

Tashkent - 2024

UDC 616-007. 274-089-06-08

A monografia formulou uma nova direção na prevenção e tratamento da doença adesiva peritoneal. Os autores, com base na literatura e na sua própria experiência, consideram as possibilidades de prevenção e tratamento da doença adesiva e das suas complicações - obstrução intestinal adesiva aguda em crianças. É apresentado o programa do algoritmo de diagnóstico e o tratamento complexo de doentes com doença adesiva do peritoneu. A validade das disposições científicas, das conclusões e das recomendações contidas na monografia é determinada pelo vasto material clínico, pela informatividade dos métodos de investigação, pelo tratamento estatístico dos resultados obtidos, cuja totalidade pode ser qualificada como uma nova direção promissora no problema do tratamento de doentes com doença adesiva do peritoneu, que é de grande importância prática. A monografia destina-se a gastroenterologistas pediátricos, cirurgiões pediátricos, pediatras, mestres e estudantes de medicina.

Revisores: Diretor do Centro de Desenvolvimento Profissional
qualificações dos trabalhadores médicos
Doutor em Ciências Médicas, Professor **Kh.A. Akilov**

Chefe do Departamento "Cirurgia Pediátrica n.º 2"
Estado de Samarkand
Universidade de Medicina, MD; professor: **Akhmedov Yu.M.**

ÍNDICE DE CONTEÚDOS

LISTA DE SÍMBOLOS

'TT   - activated partial thromboplastin time

.   - duodenum

T   - gastrointestinal tract

ı   - laparoscopic adhesiolysis

ıIC   - Department of resuscitation and intensive care

ıIO   - acute adhesive intestinal obstruction

ıPCMI and   - republican scientific and practical center of

CH   minimally invasive and endovisual surgery of children

)   - adhesive disease

)P   - adhesive disease of the peritoneum

'AC   - adhesive process of the abdominal cavity

ı   - ultrasonography

M   - fibrinolytic mixture

Introdução

A relevância do tratamento do processo adesivo pós-operatório da cavidade abdominal (APAC) e da doença adesiva do peritoneu (ADP) continua a ser um dos problemas urgentes da cirurgia [Adamyan L. V., Kozachenko A. V., 2013; Arutyunyan D. Yu., Beburishvili A. G., Mikhin I. V., 2008; Vakkosov M. Kh., Iskhakov B. R., 2006; Erekeshov A. E., Olkhovik Yu. M., 2007]. A principal razão para o desenvolvimento de aderências após a cirurgia é a lesão do mesotélio peritoneal. O número de doentes que sofrem de ADP continua a aumentar proporcionalmente ao número de intervenções cirúrgicas, e as complicações adesivas ocupam um dos primeiros lugares na estrutura da mortalidade pós-operatória [Bezhin A.I., Lipatov V.A., Demidov V.M., 2001; Myasnikov A. D., Garmashov A. V., 2002; Kuriu Y., Yamagishi H., Otsuji E. _ et al., 2009]. Muitas questões sobre a patogénese da doença adesiva do peritoneu, o seu prognóstico, prevenção e tácticas de tratamento ainda permanecem controversas [Aliev S. R., 2009; Dadaev Sh.A., Kim S.V., 2007; Ivanov V.V., Chevzhik V.P., Arabskaya E.A., 2007; Saribeyoglu K., Pekmezci S., Korman U., 2008].

De acordo com a Sociedade Internacional de Adesão (International Adhesion Society, 2001), cerca de 1% dos doentes previamente operados são tratados anualmente em departamentos cirúrgicos por doença adesiva, 50-75% desta categoria de doentes desenvolvem obstrução intestinal com elevada mortalidade. O tratamento conservador da doença adesiva é ineficaz e, após intervenções cirúrgicas, observam-se recidivas de 32 a 71% [Grechkina I.A., Dvoretskaya Yu.A., 2007; Kriger A.G., Andreytsev V. A2001]. Não existem meios fiáveis de prevenção da APAC pós-operatória, tal como indicado por R. D. Magalashvili (1991), MP Diamond, DM El-Mowafi (1998), DM Wiseman (1999), A. A. Vorobyov,

A. G. Beburashvili (2001 - 2009), I. A. Chekmazov (2002) e muitos outros autores.

Apesar de um número significativo de publicações, que reflectem os dados de várias centenas de estudos experimentais e clínicos sobre a doença adesiva (DA), este problema está longe de ser resolvido [Vorobiev A.A., Lyutaya E.D., Poroysky S.V., 2007; Emans P. _ J. , Schreinemacher M. _ H. , Gijbels M. _ J. , 2009]. Os factores etiológicos para a formação de aderências na cavidade abdominal são extremamente diversos, e muitos mecanismos patogénicos ainda não foram totalmente revelados [Baranov G. A., Karbovsky M. Yu, 2006; Ersoz N., Ozler M., Altinel O., 2009; Hill A. _ G., 2008; Iwasaaio K., Ahmadi A. _ R., Qi L., Chen M., Wang W., Katsumata K., Tsuchida A., Burdick J., Cameron A. _ M., Sun Z., 2019;]. Com base em trabalhos publicados, é possível prever vários fatores que desempenham um papel na formação de aderências, incluindo danos mecânicos à membrana serosa, isquemia dos órgãos abdominais devido à microcirculação prejudicada ou a entrada de material estranho na cavidade abdominal e inflamação infecciosa do peritônio [Shurygin S.N. , Dmitriev V.B., 2000; Alpay Z. , Saed G. _ M. , Diamond M. _ P. , 2008; Lee I. _ K., Kim do H. , Gorden D. _ L. , 2009;].

Todos estes factores estão presentes, em graus variáveis, durante as operações cirúrgicas. Alguns autores [Baimakov S. R., 2001; Verbitsky D.A., 2004; Lee I. _ K., Kim do H. , Gorden D. _ L., 2009;] a hemorragia intra-abdominal é considerada um fator etiológico importante. De acordo com A.G. Beburishvili (2003), a patogénese das aderências intraperitoneais é apresentada da seguinte forma: danos nas membranas serosas causados pelos factores enumerados, que levam à exsudação imediata de albuminas, globulinas e fibrinogénio. O tecido danificado ativa a transição de fibrinogénio para fibrina, a rede de fibrina aparece apenas 10 minutos após o dano à integridade do órgão. Mas, ao constatar este facto, os autores não conseguem descobrir os mecanismos patogénicos do desenvolvimento do processo adesivo. Sabe-se que a exsudação de fibrinogénio na cavidade abdominal e no estroma do peritoneu ocorre sob a influência de um traumatismo cirúrgico [Fazel M. _ Z. , Jamieson R. _ W. , 2009; Fazel M. _ Z. , Jamieson R. _ W. , Watson C. _ J. , 2009; Koperen P. _ J. , Wind J. , Bemelman W. _ A. , Slors J. _ F. , 2008;].

Em condições normais, a perda de fibrina é acompanhada pela ativação de processos e fibrinólise, o que leva à reabsorção da maioria das aderências fibrinosas primárias [Garipov R.M., Karnilaev P.G., Shavleev R.R. , 2005; Kuriu Y. , Yamagishi H. , Otsuji E. , 2009;].

A secagem do peritoneu com ar, a exposição a produtos químicos agressivos (iodo, álcool, etc.), a administração intra-abdominal de antibióticos, anti-sépticos, a permanência de corpos estranhos na cavidade abdominal (gaze, cotonetes, tubos de drenagem) são pré-requisitos etiológicos para a formação de aderências [Beburishvili A.G., Mikhin I.V., Vorobyov A.A., Kalmykova O.P., 2007; Verkhuletsky I.E., Verkhuletsky E.I., 2009;].

Uma análise dos dados da literatura mostra que todos os autores se baseiam num método específico para a prevenção da formação de aderências. Assim, alguns especialistas acreditam que a terapia anti-adesão pode ser iniciada a partir do terceiro dia, outros são apoiantes da sua implementação no período pós-operatório imediato [Sopuev A.A., Mamatov N.N., Kudayarov E.E., Ibraev D.Sh., Sydykov N.Zh., 2017; Dubrovina S.O., 2015; Minaev S.V., Nemilova T.K., 2006;].

Apesar da melhoria constante da técnica de tratamento cirúrgico e dos métodos de prevenção da formação de aderências intraperitoneais, os resultados imediatos e a longo prazo do tratamento não podem ser considerados satisfatórios [Arutyunyan D. Yu, 2008; Vorobyov A.A.,

Lyutaya E.D., Poroysky S.V. et al., 2007; Gobejishvili V.K., Lavreshin M.P., Gezgieva R.K., 2006; Dronov A.F., Kholostova V.V., 2004; Vijay K. , Anindya C. , Bhanu P. _ et al ., 2005;].

As alterações que ocorrem na hemostase não foram suficientemente estudadas, não foram propostos métodos para corrigir estas alterações, que visam a prevenção precoce de aderências na cavidade abdominal.

Também não encontrámos dados sobre o mecanismo do processo adesivo antes da cirurgia, no contexto da obstrução intestinal aguda adesiva (OIAA), durante a cirurgia e no pós-operatório imediato. A cadeia patogénica da formação de adesões não foi traçada.

Neste sentido, decidimos traçar os mecanismos coagulológicos patogénicos da formação de aderências e desenvolver uma abordagem integrada para a prevenção precoce da SB em crianças, tendo em conta os factores etiopatogénicos da doença adesiva. Melhorar os resultados do tratamento da doença adesiva em crianças através da prevenção precoce e da otimização das tácticas de adesiólise cirúrgica. O objeto deste estudo foram 233 doentes com doença adesiva complicada por obstrução intestinal adesiva aguda.

Assim, a utilização separada de medicamentos anti-adesivos tópicos e gerais na maioria dos estudos clínicos não conduziu a resultados satisfatórios e alguns medicamentos nunca saíram da fase de estudos experimentais. Permanecem muitos problemas por resolver na patogénese da doença adesiva e no campo dos métodos de tratamento baseados em mecanismos patogénicos.

Capítulo 1.VISÕES MODERNAS SOBRE A DOENÇA ADESIVA DO ABDOMINAL CAVIDADE E SUAS COMPLICAÇÕES

A doença adesiva continua a ser um problema urgente da cirurgia moderna. Os problemas de tratamento da doença adesiva foram abordados pelos cirurgiões no final do século XVIII. "Um terrível flagelo da cirurgia abdominal", chamou René Leriche à doença adesiva pós-operatória do peritoneu. Uma análise dos dados da literatura indica que a frequência de formação de aderências no pós-operatório varia de 67 a 93%. Há evidências de que cada paciente tem um grau diferente de processo adesivo. Alguns não apresentam apenas a clínica do processo adesivo, mas também a síndrome da dor. E noutros, as cicatrizes quelóides que requerem cirurgia estética aparecem com a mais pequena lesão na pele [Dobrovolsky S. R., Uzakbaeva D. I., Abushaibeh L. G., Sadovy P., 2005; Dronov A.F., Kotlobovsky V.I., Smirnov A.N. et al., 2008; Kurbanov K.M., Gulov M.K., 2006;].

De acordo com estudos patogénicos e clínicos após laparotomia, a incidência de aderências intraperitoneais é de 70-90%. As aderências formam-se entre a ferida e o omento em mais de 80% dos doentes. As operações repetidas através do mesmo acesso podem ser extremamente complexas, arriscadas e potencialmente perigosas [Galyuk V.M., Klymyuk V.M., 2008; Erekeshov A.E., Olkhovik Yu.M., Adilbaev B.K., 2007; Ivanov V.V., Chevzhik V.P., Arabskaya E.A. et al., 2007; Shinohara T. , Kashiwagi H. , Yanagisawa S. , Yanaga K. _ A. , 2008;]. Apesar de um número significativo de trabalhos publicados, o conceito de doença adesiva peritoneal, métodos de prognóstico, prevenção e tratamento ainda são controversos [Sopuev A.A., Ibraev D.Sh., Mamatov N.N., Abdiev A.Sh. , 2016 ; Alibaev A.K., 2008; Arutyunyan D. Yu., Matveev N. L., 2007; Shaidulin S.V., Dimitrev Yu.V., 2002; Shchitinin

V.E., Korovin S.A. .2000; graphen F. _ C. , Neuhaus V. , Schöb _ _ O. , Turina M. , 2009; Kuckelman J. _ P. , Kononchik J. , Smith J. , Kniery K. _ R. , Kay J. _ T. , Hoffer Z. _ S. , Steele S. _ R. , Sohn V. , 2018;]. As aderências pós-operatórias reduzem drasticamente a qualidade de vida de milhões de pessoas em todo o mundo, levando à dificuldade de acessos repetidos durante a laparotomia em caso de obstrução intestinal, dor abdominal e pélvica crónica, infertilidade feminina [Krutova V.A., Makarenko L.V., Avagimova O.V. , Kravtsov I.I., Kravtsova N.A., Melkonyants T.G., Titova A.N., Tyutyunnikova N.S., Watchtower to A.P., 2012; Arutyunyan D. Yu., Matveev N. L., 2007;].

Sabe-se que o fibrinogénio desempenha um papel especial na formação de aderências [Dadaev Sh.A., Kim V.P., 2006; Karimov S.Kh., Miroshnichenko A.G., 2007; Kotlobovsky V.I., Dronov A.F., 2003; Groschwitz KR, Hogan SP, 2009; Kosaka H., Yoshimoto T., Yoshimoto T. et al., 2008;]. Com um aumento da concentração de fibrinogénio, a fibrinólise tecidular diminui drasticamente, ou seja, os processos de proteólise e a atividade fibrinolítica do sangue [Pashkov SA, 2005; Rudin E.P., Andreev V.G., Karnaushenko P.V., 2003; Stupin V.A., Mudarisov R.R., 2007; Sufiyarov I.F., Khasanov A.G., 2006;]. É a fibrinólise que impede a formação de aderências [Kolesnikov E.G., 2009; Shonazarov I.Sh., 2006; Sai Prasad T. _ R. , Chui C. H. , Jacobsen A. _ S. , 2006;]. É nesta altura que se podem desenvolver complicações tromboembólicas [74]. O mesmo período é o mais favorável para a recidiva e o desenvolvimento de aderências [Aliev S. R., 2009; Dobrovolsky S. R., Uzakbaeva D. I., Abushaibeh L. G., Sadovy P. G., 2005; Orzimatov S.K., 2005; Laukka M. , Hoppela E. , Salo J. , Rantakari P. , Gronroos T. _ J. , Orte K. , Auvinen K. , Salmi M. , Gerke H. , Thol K. , Peuhu E. , Kauhanen S. , Merilahti P. , Hartiala P. , 2019;].

O morfologista alemão J. Gunther (1793), na sua obra "Blood, Inflammation and Gunshot Wounds", descreveu três casos de aderências intestinais que se desenvolveram após um ferimento de bala na cavidade abdominal. Na Rússia, o primeiro trabalho fundamental sobre as aderências abdominais é a monografia de P. Dobrovolsky (1838) "Sobre a doença chamada ileus", dez anos mais tarde N.I. Pirogov (1849) efectuou a primeira operação conhecida para a obstrução intestinal por estrangulamento adesivo. Com o aumento do número de operações na cavidade abdominal, o número de doentes que sofriam de desenvolvimento de aderências aumentou acentuadamente, o que levou à conclusão de que "o mecanismo de desencadeamento do processo adesivo é a lesão peritoneal" [Arutyunyan D. Yu., 2008 ; Cox M. _ R. , Gunn I. _ F. , Eastman M. _ C. _ et al., 1193; Ersoz N. , Ozler M. , Altinel O. _ et al., 2009; Gaertner W. _ B. , Hagerman G. _ F. , Felemovicius I. _ et al ., 2008; Kuckelman J. _ P. , Kononchik J. , Smith J. , Kniery K. _ R. , Kay J. _ T. , Hoffer Z. _ S. , Steele S. _ R. , 2018;].

E. Payer (1914) introduziu pela primeira vez o conceito de "doença adesiva" na prática clínica.

Os factores etiológicos para a formação de aderências são extremamente diversos. Entre eles, podem distinguir-se os danos mecânicos e físicos nas membranas serosas, a isquemia dos órgãos abdominais devido a uma diminuição do fluxo sanguíneo, a entrada de material estranho na cavidade abdominal e a inflamação infecciosa do peritoneu. Todos estes factores estão presentes, em certa medida, durante as operações cirúrgicas, pelo que, entre as causas imediatas que levam ao desenvolvimento de aderências na cavidade abdominal, as intervenções cirúrgicas estão em primeiro lugar [Adamyan L.V., Kozachenko A.V., Kondratovich L. .M., 2013; Alibaev A.K., 2008; Grechkina I.A., Dvoretskaya Yu.A., 2007; Dudanov I.P., Sobolev V.E., 2006; Stepanov

E. A. Smirnov A. N., 2003;]. As aderências intra-abdominais, que ocorrem em 93-94% dos doentes submetidos a cirurgia abdominal, devem-se principalmente a traumatismos no peritoneu [Bezhin A.I., Lipatov V.A., 2001; Fomin N. N., 1981; Gunabushanam G. , Shankar S. , Czerniach D. _ R. _ et al., 2009;]. A formação máxima de aderências ocorre durante a deserose do intestino após diatermocoagulação, lesões traumáticas [Beburishvili A.G., Mikhin I.V., Vorobyov A.A. et al., 2004; Bogdanovich A.V., Shilenok V.N., Kirpichenok L.N., 2007;]. Um fator etiológico importante na formação de aderências é a hemorragia intra-abdominal [Dronov A.F., Kotlobovsky V.I., Smirnov A.N. et al., 2008; Shonazarov I.Sh., 2006; Neto M. _ O. , Neto E. _ C. _ Esteves E. _ et al., 2001; Saribeyoglu K. , Pekmezci S. , Korman U. _ et al., 2008;]. A reação inflamatória em condições de hemoperitoneu assume um carácter prolongado e progressivo, e a organização dos coágulos sanguíneos leva à formação de aderências interorgânicas grosseiras em locais onde o sangue coagulado se acumula, onde existe fibrina e colagénio [Aliev S. R., 2009; Dronov A.F., Kotlobovsky V.I., Smirnov A.N. et al., 2008; Kolesnikov E.G., 2009; Orzimatov S.K., 2005; Portenko Yu.G., Rumyantsev G.N., Shmatov G.P., 2009;].

A infeção ocupa um lugar importante na formação de aderências. A sua entrada na cavidade abdominal durante uma operação ou durante a perfuração de órgãos ocos provoca uma inflamação acentuada do peritoneu. Em torno do foco de inflamação, os fios do omento são soldados, e a grande maioria deles permanece fixa num local específico. As aderências omentais são os participantes mais frequentes no processo adesivo após a peritonite [Bandyopadhyay S. _ K. , de la Motte C. _ A. , Kessler S. _ P. _ et al., 2008; Ersoz N. , Ozler M. , Altinel O. _ et al., 2009; Peters A. _ A. , Van den Tillaart S. _ A. , 2007;]. Na peritonite tuberculosa, devido à sua natureza lenta, observa-se um processo adesivo particularmente maciço [Kehoe S. _ M. , Williams N. _ L. , Yakubu R. _ et al ., 2007; Fu Y. , Tsauo J. , Sun Y ., Wang Z. , Kim K. _ Y. , Lee S. _ H ., Kim D. _ Y , Jing F. , Lim D. , Song H. _ Y. , Hyun H. , Choi E. _ Y. , 2018;].

A.G. Beburishvili (2003) apresenta a patogénese das aderências intraperitoneais da seguinte forma: os danos nas membranas serosas causados pelos factores acima referidos levam à exsudação imediata de albuminas, globulinas e fibrinogénio. O tecido danificado ativa a transição de fibrinogénio para fibrina, a rede de fibrina que aparece em 10 minutos é completamente formada nas primeiras 2 horas. Após 3 horas, a superfície serosa lesada adere aos tecidos circundantes cobertos de fibrina. Após a fase de exsudação, as aderências de fibrina são subsequentemente organizadas, aparecem nelas fibroblastos - colagénios, que depois crescem gradualmente em capilares [Alibaev A.K., 2008; Beburishvili A.G., Mikhin I.V., Vorobyov A.A. et al. , 2009;]. Ao mesmo tempo, as aderências com o omento ocorrem muito mais rapidamente do que com outros órgãos. Os fibroblastos, que aparecem no 2-3° dia, começam a transformar-se em colagénio. O tecido conjuntivo está finalmente formado no 21° dia após a lesão. Durante este tempo, as aderências inter-orgânicas transformam-se em aderências fibrosas densas, formam-se vasos sanguíneos e crescem fibras nervosas. A formação de nervos nas aderências inter-orgânicas completa-se no 30° dia. Mas, ao mesmo tempo, muitos aspectos da patogénese da formação de aderências continuam a ser totalmente compreendidos. Assim, por exemplo, porque é que na maioria dos pacientes com lesão peritoneal devido à inibição da atividade da fibrinólise, a fibrinólise da fibrina não ocorre, e em alguns a atividade fibrinolítica do sangue permanece dentro dos limites normais, e o processo adesivo não é pronunciado neles [Baranov G. A., Karbovsky M. Yu., 2006; Bogdanovich A.V., Shilenok V.N., Kirpichenok L.N., 2007;

Vorobyov A.A., Lyutaya E.D., Poroysky S.V. et al., 2007; Zolotokrylina E.S., Moroz V.V., Gridchik I.E., 2001;].

O ponto de vista mais comum é que a aderência intraperitoneal é uma reação protetora normal do corpo que ocorre em resposta à influência de vários factores etiológicos na formação de aderências. Sob a sua influência, a atividade do ativador do plasminogénio tecidular nas áreas de lesão peritoneal diminui, os processos de fibrinólise são inibidos e são criados pré-requisitos para a transformação da rede de fibrina em aderências do tecido conjuntivo [Verhuletsky I.E., Verkhuletsky E.I., 2009; Grechkina I.A., Dvoretskaya Yu.A., 2007; Montalvo - Jav e E . E., Mendoza - Barrera G. _ E. , Garcí aPineda _ M. _ A. , Jaime LimónÁ . _ _ R. , Montalvo - Arenas C. , Castell Rodr i guez A. _ E. , 2016;]. Com a isquémia dos órgãos abdominais, que se observa na peritonite, o sistema de fibrinólise também é inibido e o processo adesivo na cavidade abdominal é reforçado [Verhuletsky I.E., Verkhuletsky E.I., 2009; Zolotokrylina E.S., Moroz V.V., Gridchik I.E., 2001; Kayumov T.Kh., Baimakov S.R., 2000; Lubyansky V.G., Komleva I.B., 2009;]. Além disso, sob a influência do trauma cirúrgico, o fibrinogénio exsuda para a cavidade abdominal e o estroma peritoneal.

Em condições normais, a perda ou dissolução da fibrina é acompanhada pela ativação dos processos de proteólise e fibrinólise, o que leva à reabsorção da maioria das aderências fibrinosas primárias [Vorobiev A.A., Lyutaya E.D., Poroysky S.V. et al., 2007; Dadaev Sh.A., Kim S.V., 2007; Lipatov V.A., Sinkov V.A., Martyntsev A.A., 2002; Shinohara T. , Kashiwagi H. , Yanagisawa S. , Yanaga K. _ A. , 2008;]. Outro quadro é observado quando um componente autoimune está associado. Neste caso, o processo inflamatório é retardado e, sob condições de um estado de imunodeficiência secundária, ocorrem distúrbios distróficos e metabólicos mais profundos no peritoneu, causando um complexo de sintomas patológicos e aumento da formação de adesão [Dadaev Sh.A., Kim S.V., 2007; Dronov A.F., Kotlobovsky V.I., Smirnov A.N. et al., 2008; Dudanov I.P., Sobolev V.E., 2006; Orzimatov S.K., 2005; Koperen P. _ J. , Wind J. , Bemelman W. _ A. , Slors J. _ F. , 2008;].

E.A. Stepanov et al. chegaram à mesma opinião. (2003) que, operando pacientes com peritonite apendicular, especialmente difusa, hospitalizados tardiamente desde o início da doença, observaram doença adesiva em quase 62% deles.

Os pacientes operados por obstrução intestinal obstrutiva (22,9%) e doenças ginecológicas (20,6%) estão em segundo e terceiro lugar em termos de incidência de obstrução intestinal adesiva [Mailova K.S., Osipova A.A., Corona R., Binda M., Konincks F., Adamya n L.V., 2012; Adamyan L.V., Kozachenko A.V., Kondratovich L.M., 2013; Kirchhoff S. , Ladurner R., Kirchhoff C. _ et al., 2009; Petersen M. , Köckerling _ _ F. , Lippert H. , Scheidbach H. , 2009;]. É importante enfatizar que as aderências após a apendicectomia, como a principal causa de obstrução intestinal adesiva, ocupam uma posição de liderança [Dubrovina S.O., 2015; Harutyunyan D. Yu., 2008; Ivanov V.V., Chevzhik V.P., Arabskaya E.A. et al., 2007; Lang R. _ A. , Buhmann S. , Hopman A. _ et al., 2008; Vetrano S. , 2005; Tahmasebi S. , Tahamtan M. , Tahamtan Y. , 2012;]. Isto deve-se ao facto de a operação para apendicite aguda ser a mais comum na prática cirúrgica pediátrica [Garipov R.M., Karnilaev P.G., Shavleev R.R., 2005; Zolotokrylina E.S., Moroz V.V., Gridchik I.E., 2001; Podtyazhkina T.A., Volodin V.V., Krasnova N.V., 2007;]. O número de intervenções cirúrgicas, após as quais se desenvolve uma obstrução intestinal adesiva, não excede 2% de todas as apendicectomias.

M. Nieuwenhuijzen (1998), numa avaliação retrospetiva dos resultados de 234 ressecções do cólon, verificou que 18% dos doentes desenvolveram obstrução adesiva do intestino delgado mais de 9 anos após a cirurgia. Na maioria das vezes, a obstrução do intestino delgado ocorreu durante o primeiro ano após a cirurgia. A frequência de obstrução adesiva do intestino delgado nos 10 anos após a cirurgia ao cólon atinge os 30% e torna-se comparável à frequência após operações realizadas diretamente no íleo (25,3%). As aderências que causam a obstrução do intestino delgado estão localizadas na área anterior à cirurgia em mais de 60% dos casos. O local mais comum para a formação de aderências após intervenções abdominais são áreas de dano intenso ao peritônio, ou seja, superfície peritoneal da ferida da parede abdominal anterior [Adamyan L.V., Kozachenko A.V., Kondratovich L.M., 2013; Alibaev A., 2008; Bagnenko S. F., Sinenchenko G. I., Chupris F. G., 2009; Baranov G. A., Karbovsky M. Yu., 2006; Kuckelman J. _ P. , Kononchik J. , Smith J. , Kniery K. _ R. , Kay J. _ T. , Hoffer Z. _ S. , Steele S. _ R. , Sohn V. , 2018;].

De acordo com N.A. Grishin (2003), com base nos resultados da revisão laparoscópica da cavidade abdominal, o processo adesivo na mesma foi mais pronunciado após a laparotomia mediana efectuada para várias doenças inflamatórias ou hemorragia intraperitoneal. Em quase metade (42,2%) dos doentes submetidos a tais intervenções, as aderências espalharam-se muito para além dos limites da cicatriz pós-operatória [Alibaev A.K. , 2008; Ivanov V.V., Chevzhik V.P., Arabskaya E.A. et al., 2007; Lipatov V.A., 2002;].

Existem vários tipos de aderências intraperitoneais, mas a sua estrutura nem sempre determina o efeito na função intestinal. O fator determinante é o grau de alterações patológicas provocadas no intestino por estas aderências. Assim, de acordo com o grau de envolvimento dos órgãos abdominais no processo adesivo, distinguem-se as aderências viscerais, visceroparietais e omentais. As aderências podem ocorrer entre alças do intestino delgado, intestino e omento, intestino delgado e grosso, partes do intestino grosso, órgãos viscerais e alças intestinais [Arutyunyan D. Yu., 2008; Bezhin A.I., Lipatov V.A., Grigoryan V.V., 2001; Dadaev Sh.A., Kim V.P., 2006;]. Existem várias classificações da gravidade do processo adesivo na cavidade abdominal [Alibaev A.K., 2008; Beburishvili A.G., Mikhin I.V., Vorobyov A.A. et al., 2009;]. Todos eles, em certa medida, reflectem a dependência da complexidade da realização da intervenção cirúrgica - adesiólise - da natureza das aderências [Dobrovolsky S. R., Uzakbaeva D. I., Abushaibeh L. G., Sadovy P. G., 2005; Kriger A.G., Andreytsev V.A., 2001; Lang R. _ A. , Buhmann S. , Hopman A. _ et al., 2008; Sikkink C. _ J. , de Man B. , Bleichrodt R. _ P. , van Goor H. , 2006;].

Assim, Toskin K.D., Zhebrovsky V.V., (1979) distinguem apenas dois graus de gravidade das aderências intraperitoneais: generalizadas e limitadas. Blinnikov O.I., (1994), tendo em conta a prevalência do processo adesivo, distingue os seus 4 graus. Kalugin AS, (1976), de acordo com a intensidade do processo adesivo, também distingue os seus 4 graus. Existe uma variedade de manifestações clínicas da doença adesiva da cavidade abdominal. A.N. Dubyaga (1974) identificou três fases no curso clínico: aguda, intermitente e remissão. PN Napalkov (1977) identifica seis variantes clínicas da doença adesiva. A sistematização dos sintomas clínicos da doença adesiva é dedicada ao trabalho de K.S. Simonyan (1966), N.I. Blinova (1968), R.A. Zhenchevskii (1971), N.G. Gataulina (1978), V.V. Plecheva (1999). Infelizmente, nenhum deles é aceite como fundamental, o que complica muito a escolha das tácticas de tratamento da doença adesiva.

A adesiólise aumenta a duração da cirurgia, da anestesia e do período de convalescença, levando a um risco adicional para o paciente: perda de sangue, danos nos órgãos internos, fístulas [Lipatov V.A., Glushenko I.A.,

Kabelev A.A., 2002;]. Atualmente, está a ser realizado um estudo aprofundado da patogénese e das reacções bioquímicas durante a formação de aderências na cavidade abdominal [Lipatov V.A., 2002; Milyukov V.E., 2002; Minaev S.V., Nemilova T.K., 2006; Myasnikov A.D., Lipatov V.A., Garmashov A.V., 2002; Stepanov E. A. Smirnov A. N., 2003; Fedorov K.K., Prokozhenko Yu.D., Belyaev M.K., 2007; Khasanov A.G., Sufiyarov N.F., Nigmatzyanov S.S., Matigullin R.M., 2008; Hill A. _ G. , 2008; Neto M. _ O. , Neto E. _ C. _ Esteves E. _ et al., 2001;].

Sabe-se que a cicatrização do peritoneu se processa de forma diferente da da pele. A reepitelização da pele ocorre por proliferação celular da periferia para o centro da ferida cutânea [Milyukov V.E., Sapin M.R., 2005; Chernov V.N., Khimichev V.G., 1998; Arita ş Y., Akcan A. , Erdogan A. _ R. _ et al., 2009; graphen F. _ C. , Neuhaus V. , Schöb _ _ O. , Turina M. , 2009; Kuckelman J. _ P. , Kononchik J. , Smith J. , Kniery K. _ R. , Kay J. _ T. , Hoffer Z. _ S. , Steele S. _ R. , Sohn V. , 2018;]. O mesotélio peritoneal regenera-se simultaneamente, independentemente do tamanho da lesão, a partir de ilhotas de células mesoteliais que proliferam em camadas de células.

As grandes feridas peritoneais recuperam (reepitelizam) quase tão rapidamente como as pequenas feridas em 5-6 dias, no caso do peritoneu parietal e visceral em 5-8 dias [Shinohara T. , Kashiwagi H. , Yanagisawa S. , Yanaga K. _ A. , 2008;]. Importa recordar que a formação de aderências é uma manifestação de "cicatrização interna excessiva", que desempenha um papel protetor: limita as zonas de lesão e infeção na cavidade abdominal [Pashkov S.A., 2005; Poroysky S.V., Myakonky R.V., Zasypkina O.A., Dvoretskaya Yu.A. , 2008; Rozanov V.E., Snegur A.V., Slavinskaya O.M., 2005; Stupin V.A., Mudarisov R.R., 2007;].

O local chave para a formação de aderências é o revestimento superficial do peritoneu. A fragilidade da superfície peritoneal e a sua sensibilidade a danos, bem como a elevada taxa de remesotelização, são factores importantes na formação de aderências [Sufiyarov I.F., Matigulin R.M., 2007; Sufiyarov I.F., Khasanov A.G., 2006; Fomin N. N., 1981;]. A lesão ou inflamação do peritoneu desencadeia o sistema de coagulação no início da cicatrização peritoneal pós-operatória, resultando na libertação de múltiplos mensageiros químicos no local da lesão e numa cascata de eventos. O papel principal nesta cascata é desempenhado pelos macrófagos, mesoteliócitos e fibrina [Fomin NN, 1981; Shakhov A.V., 2009; Shchitinin V.E., Korovin S.A., 2000; Cartanese C. , Lattarulo S. , Barile G. _ et al., 2009; Gunabushanam G. , Shankar S. , Czerniach D. _ R. _ et al., 2009; Irkorucu O. , Comert M. , 2009;].

Antes da cirurgia, existe uma pequena quantidade de líquido na cavidade abdominal que contém macrófagos e proteínas plasmáticas com uma elevada concentração de fibrinogénio. Após a cirurgia, o número e a função dos macrófagos aumentam. Estes macrófagos pós-operatórios, completamente diferentes dos macrófagos residentes, segregam uma variedade de substâncias, incluindo metabolitos da ciclo-oxigenase e da lipoxigenase, activadores do plasminogénio, inibidores do ativador do plasminogénio, colagenase, elastase, interleucinas (IL)-1 e -6, fator de necrose tumoral α (TNF-α), leucotrieno B4, prostaglandina E2, etc. [12, 124]. As células estaminais primitivas provenientes da camada submesotelial, da circulação abdominal ou de macrófagos desdiferenciados migram para a superfície e diferenciam-se em células mesoteliais. Mais tarde, em resposta a citocinas e outros mediadores secretados pelos macrófagos, formam-se pequenas ilhas que crescem nas camadas de células mesoteliais da área danificada, o que leva à remesotelização do peritoneu. O papel mais importante na formação de aderências é desempenhado pela organização da matriz de fibrina - hélio. Esta matriz é formada em várias fases, começando com o fibrinogénio e a fibrina - um monómero que passa para uma solução de polímero-fibrina e, finalmente, devido à lavagem dos tecidos durante a operação com soluções, que se torna um polímero de fibrina insolúvel. Este último produto interage com proteínas, incluindo a fibronecrotina, e forma uma matriz de gel de fibrina. Na interação estão envolvidos vários aminoácidos, que se tornam a base de novas investigações científicas no domínio da prevenção da adesão. A matriz de gel contém leucócitos, eritrócitos, plaquetas, endotélio, mastócitos e fragmentos de células. Duas superfícies peritoneais localizadas em frente uma da outra e cobertas com uma matriz de gel de fibrina formam uma adesão não só imediatamente após uma lesão cirúrgica, mas também durante os 3-5 dias seguintes [Vakkosov M.Kh., Iskhakov B.R., 2006; Grechkina I.A., Dvoretskaya Yu.A., 2007; Dadaev Sh.A., Kim S.V., 2007; Dronov A.F., Kholostova V.V., 2004; Iskhakov B.R., 2005; Kossovich M.A., Korshunov S.N., 2006; Kotlobovsky V.I., Dronov A.F., 2003; Eminov Vusal Letif Ogly., 2009;].

Sabe-se que a atividade fibrinolítica peritoneal desempenha um papel importante na fisiopatologia da formação de aderências [Dobrovolsky S. R., Uzakbaeva D. I., Abushaibeh L. G., Sadovy P. G., 2005; Shonazarov I.Sh., 2006; Sai Prasad T. _ R. , Chui C. H. , Jacobsen A. _ S. , 2006;]. O ativador do plasminogénio tecidular (tpa), presente nas células mesoteliais e nos macrófagos, representa uma importante defesa natural contra a formação de aderências no pós-operatório. A enzima ativa plasmina, que é formada a partir de plasminogénio inativo do tipo uroquinase, divide a matriz de gel de fibrina em fragmentos de fibrina que não contribuem para a formação de aderências [Aliev S. R., 2009; Shonazarov I.Sh., 2006;]. As adesões fibrinosas dissolvem-se se a fibrinólise local for suficiente, mas a sua inadequação pode levar à formação de tecido conjuntivo e ao desenvolvimento de adesões [Gobejishvili V.K., Lavreshin M.P., Gezgieva R.K. , 2006; Demidov V.M., 2003;]. A inibição adicional da fibrinólise pode ocorrer devido à produção de inibidores específicos dos activadores do plasminogénio (PA 11 e PA12) que estimulam a isquemia, a infeção e os corpos estranhos. Nos locais de lesão cirúrgica ou inflamatória, níveis elevados de PA11 e PA12 impedem que o ativador do plasminogénio uroquinase estimule a plasmina e remova a matriz de gel de fibrina. O fornecimento insuficiente de sangue e a redução da oxigenação dos tecidos, frequentemente observados em lesões cirúrgicas, suprimem a fibrinólise e reduzem a atividade fibrinolítica, permitindo que os elementos de proliferação do tecido conjuntivo actuem, levando ao desenvolvimento de aderências fibrovasculares. Finalmente, as aderências amadurecem em bandas fibrosas que contêm colagénio e fibras elásticas, vasos sanguíneos e são frequentemente cobertas por células mesoteliais [Aliev S. R., 2009; Dadaev Sh.A., Kim V.P., 2006; Karimov S.Kh., Miroshnichenko A.G., 2007; Pashkov S.A., 2005; Portenko Yu.G., Rumyantsev G.N., Shmatov G.P., 2009; Petersen M. , Köckerling _ _ F. , Lippert H. , Scheidbach H. , 2009;].

Independentemente do papel das alterações bioquímicas na patogénese da formação de aderências, muitos investigadores acreditam que, em quase 94% dos casos, a doença adesiva se desenvolve no contexto de intervenções cirúrgicas. Na sua opinião, uma das medidas preventivas da doença adesiva é uma técnica cirúrgica parcimoniosa [Demidov V.M., 2003; Ivanov V.V., Chevzhik V.P., Arabskaya E.A. et al., 2007; Kayumov T.Kh, Baimakov S.R., 2000; Kremer P.B., Gushul A.V., Minaeva E.A., 2007; Sazhin A.V., Chadaev A.P., Fedorov N.V., 2005; Sokolnik S.A., 2003; Tomashev P.N., 2007; Namba A. , Mano N. , Hirose H. , 2007;].

Outros autores sugerem que a lesão do peritoneu devido a danos nos vasos de abastecimento pode levar à formação de aderências; costura rugosa do peritoneu, deixando materiais estranhos, a hipótese de acumulação intraperitoneal de sangue. Naturalmente, durante as intervenções cirúrgicas, o peritoneu é sujeito a esmagamento, pinçamento, danos térmicos, eléctricos, laser, mecânicos e hipóxicos, o que leva à destruição da camada mesotelial superficial. A rutura do tecido conjuntivo subjacente e a violação da sua microcirculação provocam uma resposta inflamatória, a atividade fibrinolítica é suprimida, o que contribui para a formação de aderências [Kayumov T.Kh., Baimakov S.R., 2000; Kotlobovsky V.I., Dronov A.F., 2003; Milyukov V.E., Sapin M.R., 2005; Orzimatov S.K., 2005; Pashkov S.A., 2005; Popov A.A., Monannikova T.N., Shaginyan G.G. et al., 2005; Starokon P.M., Shashkina M.K., Stetsyuk O.A., 2008; Tomashev P.N., 2007;].

Uma das principais causas das aderências é a acumulação de sangue na cavidade abdominal. No entanto, muitos autores avaliam de forma ambígua a importância da acumulação de sangue na formação de aderências [Kotlobovsky V.I., Dronov A.F., 2003; Kriger A.G., Andreytsev V.A., 2001; Lipatov V.A., Bachurina E.I., 2002; Podtyazhkina T.A., Volodin V.V., Krasnova N.V., 2007; Sazhin A.V., Chadaev A.P., Fedorov N.V., 2005; Sitnikov V.N., Turbin M.V., Bondarenko V.A., Naidenov V.N., 2005; Petersen M. , Köckerling _ _ F. , Lippert H. , Scheidbach H. , 2009;].

Após a introdução da cirurgia laparoscópica minimamente invasiva na prática, surgiu alguma esperança de reduzir a formação de aderências. [Fedorov V.A., Kubyshkin V.A., 2004; Shakhov A.V., 2009; Shchitinin V.E., Korovin S.A., 2000; Fu Y. , Tsauo J. , Sun Y ., Wang Z. , Kim K. _ Y. , Lee S. _ H ., Kim D. _ Y , Jing F. , Lim D. , Song H. _ Y. , Hyun H. , Choi E. _ Y. , 2018;]. No entanto educação repetida adesões Talvez E na laparoscopia [Darmas B. /Uso de produtos de barreira na prevenção da formação de adesão após a cirurgia. //J. Wld Care., 2008; Duron JJ, du Montcel ST, Berger A. et al., 2008; Essani R., Bergamaschi R., 2008;]. Os resultados de alguns estudos indicam que as aderências são menos comuns em locais afastados da zona de operação [Sufiyarov I.F., Muhammadiev R.Kh., 2007; Saribeyoglu K. , Pekmezci S. , Korman U. _ et al., 2008;].

Muitos autores acreditam que a cirurgia laparoscópica é menos traumática em relação à cobertura serosa. No entanto, os instrumentos laparoscópicos podem causar pelo menos tanto trauma quanto os dedos do cirurgião durante uma laparotomia [Ferrari G. _ C. , Miranda A. , Sansonna F. _ et al ., 2009; Gaertner W. _ B. , Hagerman G. _ F. , Felemovicius I. _ et al ., 2008; Grant H. _ W. , Parker M. _ C. , Wilson M. _ S. _ et al ., 2008;]. Além disso, a laparoscopia tem factores especiais de impacto negativo na cobertura peritoneal: secagem e arrefecimento com gás, bem como alongamento prolongado do peritoneu com inibição do fluxo sanguíneo capilar [Beburishvili A.G., Mikhin I.V., Vorobyov A.A., Kalmykova O.P., 2007; Beburishvili A.G., Mikhin I.V., Vorobyov A.A. et al., 2004; Dadaev Sh.A., Kim S.V., 2007; Erekeshov A.E., Olkhovik Yu.M., Adilbaev B.K., 2007; Lysenkov S.P., Razumov S.A., Razumov A.A., 2007; Nissotaaios C. , Sakorafas G. _ H. , Vugiouklaaios D. _ et al., 2008;]. A formação de aderências após a laparoscopia operatória ocorre em 12% dos casos, contra 50% após a laparotomia tradicional [Ivanov V.V., Chevzhik V.P., Arabskaya E.A. et al., 2007; Karimov Sh.I., Asrorov A.A., Orzimatov S.K., 2004; Kremer P.B., Gushul A.V., Minaeva E.A., 2007;].

Em vários estudos com animais e observações clínicas, a cirurgia reprodutiva pélvica laparoscópica demonstrou ser menos suscetível de resultar na formação de novas aderências e de aderências recorrentes. As novidades aderências durante a laparoscopia precoce repetida nas partes da pélvis onde não estavam presentes durante a primeira intervenção [Verhuletsky I.E., Verkhuletsky E. .I., 2009; Glushenko I.A., Lipatov V.A., 2004; Kriger A.G., Andreitsev I.L., Makarova E.E., 2000; Minaev S.V., Obozin V.S., Pustoshkin L.T. et al., 2009; Portenko Yu.G., Rumyantsev G.N., Shmatov G.P., 2009; Alpay Z. , Saed G. _ M. , Diamond M. _ P. , 2008;].

De acordo com as estatísticas, o fator etiológico mais comum no desenvolvimento da obstrução intestinal aguda é o processo adesivo na cavidade abdominal, cuja frequência atinge os 60% [49, 101]. No entanto, o próprio processo adesivo na cavidade abdominal é frequentemente um sério obstáculo à implementação de intervenções laparoscópicas, tanto durante a abordagem cirúrgica como durante a fase principal do tratamento cirúrgico. A este respeito, muitos investigadores procuram uma abordagem individual para a seleção de doentes para o tratamento da obstrução pelo método endovideocirúrgico [Krutova V.A., Makarenko L.V., Avagimova O.V., Kravtsov I.I., Kravtsova N.A., Melkonyants T G., Titova A.N., Tyutyunnikova N.S., Storozhuk A.P., 2012; Baranov G. A., Karbovsky M. Yu., 2006; Gamzaev S.M., 2007; Meissner K., Sz e csi T., Jirikowski B. , 1994;].

De acordo com G.V. Khodov (2006), o método endocirúrgico pode ser utilizado com sucesso para tratar um grupo bastante grande de doentes com obstrução intestinal aguda de génese adesiva. Neste caso, é necessário definir claramente as indicações para a cirurgia através de uma avaliação exaustiva das informações obtidas durante o exame físico do doente, tendo em conta a fase clínica da doença, os resultados de métodos de investigação adicionais, bem como a imagem endovideolaparoscópica.

Na AAIO, com a ajuda da intervenção videolaparoscópica, é possível eliminar cordões claramente diferenciados de qualquer localização, aderências do intestino com uma cicatriz pós-operatória, ou o peritoneu parietal numa área limitada, aderências simples do intestino do tipo "double-barreled" [Ferrari G. C. , Miranda A. , Sansonna F. _ et al., 2009; Fujii S. , Shimada H. , Ike H. _ et al., 2009; Groschwitz K. _ R. , Hogan S. _ P. , 2009;].

Os conglomerados de alças intestinais fundidas envolvidas no processo adesivo do peritoneu, a parede posterior do abdómen, a formação de múltiplos "tiros de duplo cano", os sinais de inviabilidade do intestino, a necessidade de entubação nasointestinal, a ausência de motilidade intestinal, inclusive após teste de novocaína, são considerados uma contraindicação para a continuação da operação pelo método laparoscópico [Neto M. _ O. , Neto E. _ C. _ Esteves E. _ et al., 2001; Cassidy M. _ R. , Sherburne A. _ C. , Sheldon H. _ K. , Gainsbury M. _ L. , Heydrick S. , Stucchi A. _ F. , 2013;].

A.G. Beburishvili (2006) considera que, para reduzir a segurança da adesiólise laparoscópica, é necessário abandonar a utilização de eletrocoagulação e criar contra-atração ao cortar aderências planas densas de órgãos ocos. As aderências intestinais visceroparietais densas e íntimas devem ser cortadas juntamente com uma porção do peritoneu adjacente, incluindo a utilização da preparação hidráulica do tecido cicatricial. AK Konovalov (2006), antes da adesiólise laparoscópica, efectuou um tratamento preventivo com a utilização de um "acetilador rápido", penicilamina, numa dosagem etária, em média durante 10 dias, e iontoforese com iruksol. Depois disso, observou uma diminuição do traumatismo da adesiólise, mesmo com um processo adesivo grave e generalizado.

Muitos investigadores prestam atenção à prevenção da formação de aderências com medicamentos [Garelik P.V., Makshanov I.Ya., 2000; Dobrovolsky S. R., Uzakbaeva D. I., Abushaibeh L. G., Sadovy P. G., 2005;]. A farmacoterapia pode ser dirigida contra as várias causas e componentes do processo inflamatório (por exemplo, infeção, endotoxina, exsudação) e da formação de aderências (por exemplo, hemocoagulação, deposição de fibrina, atividade e proliferação de fibroblastos). Quando se prescrevem medicamentos para a prevenção da formação de aderências, deve ter-se em conta que:

- As zonas isquémicas são propensas à formação de aderências, mas estão isoladas do fluxo sanguíneo e, por conseguinte, dos efeitos dos agentes parenterais;

- a membrana peritoneal é caracterizada por um mecanismo de absorção extremamente rápido, o que limita a semi-vida e a eficácia de muitos agentes intraperitoneais injectados;

Qualquer medicamento anti-adesão deve atuar especificamente contra o processo de formação de adesões, mas não contra a cicatrização normal da ferida.

Os processos de formação de adesão e remesotelização utilizam a mesma cascata; exsudação, coagulação e deposição de fibrina, atividade e proliferação de fibroblastos) [Dobrovolsky S. R., Uzakbaeva D. I., Abushaibeh L. G., Sadovy P. G., 2008 ; Baimakov S. R., 2001; Dronov A.F., Kotlobovsky V.I., Smirnov A.N. et al., 2008; Kossovich M.A., Slesarenko S.S., Korshunov S.N., 2005; Gaertner W. _ B. , Hagerman G. _ F. , Felemovicius I. _ et al., 2008;].

Dados de observações clínicas e estudos em animais mostram que todas estas abordagens não são suficientemente eficazes e não eliminam o problema da formação de aderências pós-operatórias. [Vlasov P., 2005; Zolotokrylina E.S., Moroz V.V., Gridchik I.E., 2001;].

Um papel importante na prevenção de aderências é também desempenhado pela terapia de barreira adjuvante [Beburishvili A.G., Mikhin I.V., Vorobyov A.A. et al., 2004; Pashkov S.A., 2005; Neto M. _ O. , Neto E. _ C. _ Esteves E. _ et al., 2001;]. Mas a barreira ideal não deve causar inflamação, uma resposta imunológica que deve ser mantida durante toda a fase crítica de remesotelização, mantida no lugar sem suturas ou grampos, ativa na presença de sangue, e completamente reabsorvível. Além disso, não deve interferir com a cicatrização, provocar infeção, processos oncológicos e causar aderências [Baimakov S. R., 2001; Dronov A.F., Kotlobovsky V.I., Smirnov A.N. et al., 2008; Kossovich M.A., Slesarenko S.S., Korshunov S.N., 2005; Gaertner W. _ B. , Hagerman G. _ F. , Felemovicius I. _ et al., 2008;].

As barreiras de adesão dividem-se em duas categorias principais: soluções macromoleculares e barreiras mecânicas. As soluções incluem cristalóides, polímeros de glucose, ácido hialurónico e suas preparações, carboximetilcelulose [Verhuletsky I.E., Verkhuletsky E.I., 2009; Vorobyov A.A., Lyutaya E.D., Poroysky S.V. et al., Garelik P.V., Makshanov I.Ya., 2000; Derzhavin V.M., Belyaeva O.A., Rozinov V.M., 1992;].

Além disso, existem substâncias para aplicação tópica: enxertos peritoneais autógenos, politetrafluoroetileno poroso, derivados de celulose, derivados de ácido hialurónico, hidrogéis. As soluções de barreira que separam fisicamente as superfícies lesionadas do peritoneu criam o efeito de hidroflotação, ou seja, a flutuação das vísceras no líquido.

Sabe-se que a remesotelização do peritoneu superficial demora 5-8 dias, a solução cristaloide é absorvida muito antes de o processo de deposição de fibrina e formação de aderências estar concluído [Dadaev Sh.A., Kim V.P., 2006; Sai Prasad T. _ R. , Chui C. H. , Jacobsen A. _ S. , 2006;].

De acordo com V.A. Lipatova (2004), a frequência de re-formação de aderências em doentes que foram infundidos com soluções cristalóides é de 80%, o que obriga ao seu abandono.

Durante a cirurgia laparoscópica ou aberta, deixar grandes volumes de fluido na cavidade abdominal pode reduzir significativamente a capacidade do corpo para remover a infeção [Lipatov V.A., 2002; Stupin V.A., Mikhailusov S.V., Mudarisov R.R. et al., 2009; Stupin V.A., Mudarisov R.R., Khabish V.A., Aliev S.R., 2005; Sufiyarov I.F. 2007; Sufiyarov I.F., Matigulin R.M., 2007; Gaertner W. _ B. , Hagerman G. _ F. , Felemovicius I. _ et al., 2008;]. O aumento do volume de fluido intra-abdominal facilita a acumulação de Escherica coli , retardando a sua eliminação da cavidade abdominal. Estudos em animais mostraram que um aumento do volume de fluido contaminado com bactérias na cavidade abdominal de ratos de (10.000 a 100.000 CFU) aumenta a mortalidade para 20-60% [Fedorov K.K., Prokozhenko Yu.D., Belyaev M. K., 2007;]. Teoricamente, isto é explicado pela diluição das proteínas opsonizadas e por um aumento da área de superfície na qual os fagócitos podem capturar e absorver bactérias não opsonizadas, bem como por uma diminuição do rácio do número de fagócitos devido a um aumento do número de bactérias [Demidov V.M., 2003; Chernov V.N., Khimichev V.G., 1998;]. A diminuição do rácio entre o número de fagócitos e de bactérias ou a diluição da fonte de opsoninas inibe a fagocitose. Deixar grandes volumes de cristalóides na cavidade abdominal após a cirurgia pode afetar negativamente o período pós-operatório [Kossovich M.A., Slesarenko S.S., Korshunov S.N. , 2005; Shaidulin S.V., Dimitrev Yu.V., 2002;]. Entre as soluções, o Ringer é seguro - o lactato - barato, amplamente disponível, tem uma melhor capacidade de tamponamento do que a habitual solução isotónica de cloreto de sódio. A infusão intra-abdominal de solução de Ringer - lactato em animais reduz a formação de aderências [Shaydulin S.V., Dimitrev Yu.V., 2002;]. O mecanismo de ação não é claro, tendo em conta a curta duração da hidroflotação. Talvez o lactato de Ringer elimine o exsudado de fibrina recentemente formado, que pode servir de matriz para a atividade dos fibroblastos e a formação de colagénio. Esta fibrina inicial, se não for removida por fibrinólise ou absorção, cria uma resposta inflamatória, ativa a proliferação de fibroblastos e a formação de adesões. A eficácia do Ringer lactato não foi comprovada em situações clínicas [Shamsiev A.M., Kobilov E.E., 2005;].

Nos EUA, a Icodextrina é utilizada a partir de polímeros de glucose. P. _ Van . dentol [2007] estudou o desenvolvimento de aderências pós-operatórias em ratos com um modelo reproduzível de lesão peritoneal. No período pós-operatório, os ratos foram injectados com uma solução de icodextrina a 7,5%. O tratamento com icodextrina resultou numa redução significativa da formação de aderências pós-operatórias em 51%. O registo multicêntrico ARIRL (Adept Registry for Clinical Evaluation), segundo o qual se concluiu que uma solução de icodextrina a 4% pode ser utilizada numa vasta gama de intervenções cirúrgicas. Atualmente, uma solução de icodextrina a 4% é praticamente a única solução de barreira para prevenir a formação de aderências [Pashkov S.A., 2005;].

Alguns autores acreditam que a melhor barreira para evitar a formação de aderências é cobrir o peritoneu parietal danificado com um auto-enxerto peritoneal. Os fármacos anti-aderentes de origem sintética incluem a celulose reduzida oxidada (ORC), o único adjuvante aprovado para prevenir as aderências pós-operatórias [Egamov Yu.S. , 2001;]. A CRO reduz a formação de aderências em comparação com as que ocorrem após uma operação efectuada com cuidado e precisão. O RCO reduz a área de superfície danificada e a frequência da formação de aderências até 20%. Quando aplicado no peritoneu danificado, transforma-se num gel em 8 horas. O RCO pode ser facilmente aplicado durante a laparoscopia, segue os contornos do órgão e não precisa de ser cosido [Milyukov V.E., Sapin M.R., 2005; Sufiyarov I.F., 2007;]. Mesmo uma ligeira hemorragia durante a aplicação do RCO leva à humidificação com sangue e à deformação do material. Sabe-se que os fibroblastos crescem ao longo da fusão do sangue coagulado, seguindo-se a deposição de colagénio com proliferação vascular [Hodov G.V., Larin S.V. 2006;]. Isto significa que a presença de sangue na cavidade abdominal elimina qualquer efeito positivo do CRO.

Para além do ORC, existe outro medicamento na literatura - GK-CMC (seprafilm) - um material não tóxico, não imunogénico e biocompatível que reduz eficazmente a incidência e a prevalência de aderências pós-operatórias graves [Hodov G.V., Larin S.V. 2006;]. Converte-se num gel hidrofílico cerca de 24 horas após a aplicação, proporcionando um revestimento protetor em torno do tecido lesionado até 1 semana, coincidindo com o tempo de remesotelização.

Com a utilização de GK-CMC, a frequência de formação de aderências no pós-operatório foi 50% inferior à de uma mini incisão e 40% inferior à de uma intervenção laparotómica [Milyukov V.E., Sapin M.R., 2005; Moiseenko A.I., 2007; Shamsiev A.M., Kobilov E.E., 2005;].

Nos Estados Unidos, no final de 2001, foi desenvolvido o hidrogel SprayCel, que foi aprovado para utilização em clínica. É constituído por duas soluções aquosas de polietilenoglicol sintético, uma incolor e outra tingida de azul de metileno para facilitar a visualização do local de aplicação. Quando pulverizadas simultaneamente, estas duas soluções interagem uma com a outra, formando uma película de hidrogel que cria uma barreira mecânica. Esta barreira permanece no local até 7 dias e depois é absorvida e excretada pelos rins. Foi demonstrado que o SprayCel reduz significativamente a incidência, a gravidade e a extensão das aderências pós-operatórias, conforme medido pela revisão laparoscópica. No entanto, o medicamento é difícil de utilizar e caro. Um remédio para o joelho semelhante, o Prevadh KLF (França), consiste numa película de dupla face (atelocolagénio de tipo 1 + polietilenoglicol + glicerina) e num adesivo de dois componentes em 2 seringas (maltodextrina oxidada + tampão fosfato), bem como na emulsão de gel Prevadh KMO (atelocolagénio de tipo 1 + maltodextrina oxidada). A película resolve-se em 14 dias, sendo substituída por mesotélio. Os primeiros dados indicam a sua eficácia, mas as preparações são dispendiosas, requerem a utilização de equipamento especial, em particular, o aquecimento num dispositivo especial [Milyukov V.E., Sapin M.R., 2005; Moiseenko A.I., 2007; Shaidulin S.V., Dimitrev Yu.V., 2002;].

De acordo com S. V. Minaeva (2006), as abordagens existentes para a prevenção e o tratamento de doentes com doença adesiva ainda não produzem o resultado desejado. A recorrência da doença é a principal razão que obriga a procurar novas formas de resolver este problema. Atualmente, os mecanismos de ação das citocinas, mediadores da inflamação, que medeiam a interação das células imunitárias e desempenham um papel integral na regulação da inflamação, são amplamente estudados em todo o mundo. [Milyukov V.E., Sapin M.R., 2005; Moiseenko A.I., 2007; Peters A. _ A. , Van den Tillaart S. _ A. , 2007;]

S.V. Minaeva (2006), ao estudar o mecanismo de formação de aderências, chegou à conclusão de que a utilização da terapia polianzimática levou a uma diminuição da duração do período pós-operatório, da intensidade do processo inflamatório e adesivo em doentes com patologia cirúrgica aguda nos órgãos abdominais [Poroisky S.V., Vorobyov A.A. , Lyutaya E.D., Podgainov V.S. , 2008; Sufiyarov I.F., 2007;].

Existem dados na literatura sobre a prevenção do mecanismo patogénico da formação de aderências através da introdução na cavidade abdominal de vários medicamentos, por exemplo, gel anti-adesão Lintex-Mesogel, D-penicilamina, cuprenil, asperase, desoxirribonuclease, contractubex, várias enzimas de fibrinolisina, etc. É indicado que, quando se utilizam estes medicamentos, o processo adesivo desenvolve-se com menos frequência [Bogdanovich A.V., Shilenok V.N., Kirpichenok L.N., 2007; Vorobyov A.A., Lyutaya E.D., Poroysky S.V. et al., 2007; Saribeyoglu K. , Pekmezci S. , Korman U. _ et al., 2008; Shinohara T. , Kashiwagi H. , Yanagisawa S. , Yanaga K. _ A. , 2008;].

Alguns autores utilizaram estes medicamentos nos dias seguintes à operação, outros no 8º-10º dia após a operação [Milyukov V.E., 2002; Moiseenko A.I., 2007; Funygin M.S., 2008;]. Depois de analisar os dados da literatura, tentámos encontrar uma resposta para a pergunta: como é que o processo adesivo da cavidade abdominal começa durante a cirurgia, porque é que em 10 minutos o fibrinogénio se transforma em fibrina, que envolve a parede intestinal lesionada, e este processo continua durante a cirurgia. Devido ao aumento da concentração de fibrinogénio no elo primário do processo adesivo, a fibrina transforma-se gradualmente em colagénio no espaço de 12-24 horas [Dadaev Sh.A., Kim V.P., 2006;] . H e colagénios e plaquetas de fibrina são depositados e aderem. 24 horas após a operação, o colagénio passa gradualmente para o tecido conjuntivo e, em 8-10 dias, formam-se aderências entre o intestino e o peritoneu [Dadaev Sh.A., Kim V.P., 2006;] . A terapia anti-aderente é prescrita após a alta do doente, quando as aderências na cavidade abdominal já se formaram.

Sabe-se que o processo adesivo em cada indivíduo é formado de forma desigual [Dubrovina S.O., 2015; Prutovykh N.N., Arkhipov S.A., 2002;] . Isto é devido à atividade fibrinolítica do sangue [Dadaev Sh.A., Kim V.P. , 2006; Portenko Yu.G., Rumyantsev G.N., Shmatov G.P., 2009;] . Na ausência de uma tendência para o processo adesivo da cavidade abdominal, pode obter-se um efeito da terapia anti-adesão. Se o doente tiver uma tendência pronunciada para aderências e a atividade fibrinolítica do sangue estiver fortemente reduzida, a terapia anti-aderência, em regra, é ineficaz. Por isso, coloca-se a questão: "É possível prevenir as aderências na cavidade abdominal desde o início da intervenção cirúrgica?". Para tal, em primeiro lugar, é provavelmente necessário impedir a transição do fibrinogénio para a fibrina, da fibrina para o colagénio e do colagénio para o tecido conjuntivo. Para resolver este problema, tivemos de estudar a concentração de fibrinogénio e a atividade fibrinolítica do sangue durante e após a operação. Era necessário avaliar a atividade de agregação-adesão das plaquetas, que aumenta durante as intervenções cirúrgicas [Dadaev Sh.A., Kim V.P., 2006; Portenko Yu.G., Rumyantsev G.N., Shmatov G.P., 2009; Popov A.A., Monannikova T.N., Shaginyan G.G. et al., 2005; Minaev S. _ V. , Obozin V. _ S. , Barnash G. M. , Obedin A. _ N. , 2009;] . Estes dados permitirão escolher um esquema para corrigir a atividade da fibrinólise e normalizar a atividade funcional das plaquetas, reduzindo a sua libertação na corrente sanguínea pela antitrombina, fator III .

Durante as intervenções cirúrgicas, são observadas as seguintes alterações na hemostase:

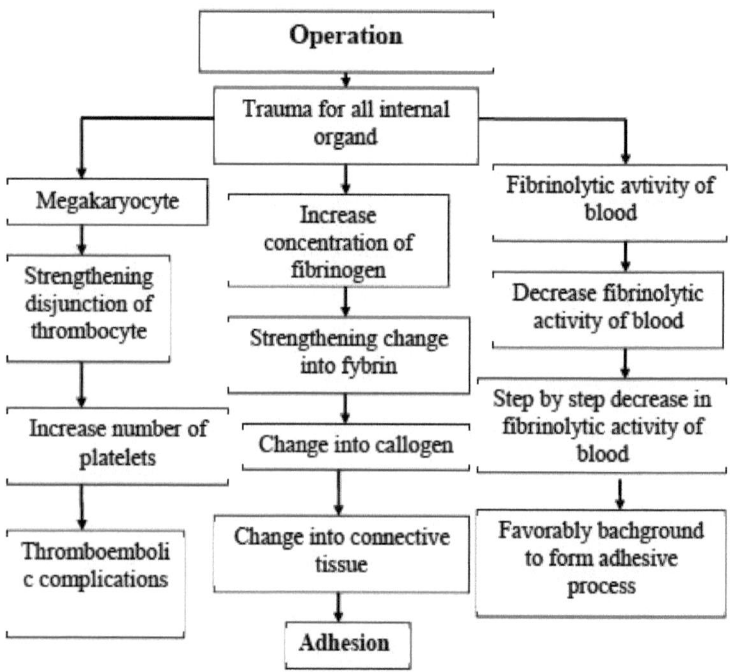

Figura. 1.1 . O mecanismo de formação de aderências .

A cadeia patogénica do processo adesivo da cavidade abdominal baseia-se na inibição da atividade da fibrinólise [Dadaev Sh.A., Kim V.P., 2006; Sai Prasad T. _ R. , Chui C. H. , Jacobsen A. _ S. , 2006;] . Em doentes propensos a aderências, a atividade fibrinolítica do sangue é fortemente reduzida, e esta diminuição cria um contexto para a formação de fibrina → em colagénio → e em tecido conjuntivo. Se a transição do fibrinogénio para a fibrina for impedida, então um dos elos da cadeia patogénica será interrompido. A prevenção da transição da fibrina para o colagénio conduzirá a uma rutura na segunda cadeia patogénica, e do colagénio para o tecido conjuntivo - na terceira cadeia patogénica do processo adesivo da cavidade abdominal [Kolesnikov E.G., 2009; Rudin E.P., Andreev V.G., Karnaushenko P.V., 2003;] .

Sabe-se que as intervenções laparoscópicas são menos traumáticas [Ivanov V.V., Chevzhik V.P., Arabskaya E.A. et al., 2007; Kremer P.B., Gushul A.V., Minaeva E.A., 2007; Slesarenko S.S., Kossovich M.A., 2007; Fu Y. , Tsauo J. , Sun Y ., Wang Z. , Kim K. _ Y. , Lee S. _ H ., Kim D. _ Y , Jing F. , Lim D. , Song H. _ Y. , Hyun H. , Choi E. _ Y. , 2018;]. Se, no caso de SB e AAIO, ao realizar a adesiólise, o "trauma" for reduzido por meio de intervenção laparoscópica e uma mistura fibrinolítica (FLM) for introduzida na cavidade abdominal, que interrompe todos os elos da cadeia patogenética da formação de adesão, um fundo antibacteriano e antiinflamatório é criado na cavidade abdominal, então é possível prevenir o processo adesivo no pós-operatório precoce. Para o efeito, decidimos estudar a génese da formação de aderências desde o início da cirurgia e no pós-operatório imediato. Paralelamente, efetuar uma terapia patogenética com o objetivo de interromper todos os elos da cadeia patogenética do processo adesivo na cavidade abdominal em crianças.

Assim, a análise da literatura disponível indica-nos que muitos aspectos da patogénese do processo adesivo permanecem mal compreendidos e a prevenção e tratamento da doença adesiva continua a ser um problema urgente na cirurgia pediátrica e geral em geral.

Capítulo 2: CARACTERÍSTICAS DAS OBSERVAÇÕES CLÍNICAS E MÉTODOS DE INVESTIGAÇÃO

Esta monografia explora as observações clínicas de 233 crianças com idades compreendidas entre os 6 meses e os 17 anos com o diagnóstico de AAIO, que estiveram internadas na (RSPCMI e ESCH) no período de 1996 a 2020, sendo 133 rapazes (57%), raparigas - 100 (43%) (Tabela 2.1).

Quadro 2.1

Distribuição dos doentes com AAIO por idade e sexo

Piso	0-3	4-7	7-12	12-17	Total	%
rapazes	7	19	49	58	133	57%
Raparigas	4	10	37	49	100	43%
Total	onze	29	86	107	233	100%

Nota: ao distribuir os doentes por idade, seguiram a classificação de A.V. Mazurina (1985)

Como se pode ver na tabela, a OAAI é menos comum em crianças com menos de 3 anos de idade, em 82,8% dos casos (193 crianças) os doentes tinham mais de 7 anos de idade, entre os quais havia ligeiramente mais rapazes do que raparigas - 133 (57%), raparigas - 100 (43%), respetivamente.

A anamnese revelou que todas estas crianças tinham sido previamente operadas a várias doenças cirúrgicas agudas da cavidade abdominal: apendicite destrutiva aguda (76,3%), peritonite apendicular (11,4%), úlcera duodenal perfurada (4,9%), traumatismo dos órgãos ocos e parenquimatosos da cavidade abdominal (7,4%) (Tabela 2.2.).

Tabela 2.2.

Doentes dos grupos de controlo e principal operados por obstrução
intestinal aguda adesiva no período de 1996-2005 e 2006-2020 (abs, %)

Diagnóstico pós-operatório	Número de pacientes		Tratamento conservador		Operacional tratamento		Adesiolise laparoscópica	
Aguda destrutiva apendicite	93	76.3 %	61	65.5 %	32	34.4 %	89	80.1 %
peritonite apendicular	14	11.4 %	2	14.2 %	12	85.7 %	15	13.6 %
Laparotomia para úlcera duodenal perfurada	6	4.9%	3	50.0 %	3	50.0 %	3	2.7%
Laparotomia após traumatismo abdominal	9	7.4%	7	77.7 %	2	22.2 %	2	1.8%
Hérnia inguino-escrotal estrangulada (hernioplastia)							2	1.8%
Total	122	100 %	73	59.8 %	49	40.2 %	111	100 %

Do total de doentes diagnosticados com AAIO (233), 122 crianças
(52,3%) foram internadas na RSPCMI e na ESCH no período de 1996 a
2020, constituindo o primeiro grupo de análise retrospetiva - o grupo de
controlo, estes doentes, dependendo do resultado do tratamento, foram
condicionalmente divididos em dois grupos, curados conservadoramente
e curados operativamente.

Tabela 2.3.

Distribuição dos doentes em função da intervenção cirúrgica e
conservadora efectuada
1996-2020 (abs, %)

Análise retrospetiva de pacientes	Conser vadora	Tradicional Laparotomia-hesiólise		Laparosc ópica adesiólise	Total
	73 (59.8%)	Sem FLM	Com FLM	Com FLM	73 (59.8%)
		n -20	n -29	n -111	
Pacientes operados tradicional mente	-	20(40.8 %)	29(59.2 %)		49 (40.2%)
Pacientes operados por laparoscopi a	-	-	-	89(80.1%)	89(80.1%) +22 (7.3%)
Com uma recaída de AAIO	11 (15.0%)	7 (35%)	4 (13.8%)	22 (7.3%)	233 (100%)

O primeiro subgrupo incluiu 73 (59,8%) doentes nos quais os sintomas de OAAI foram interrompidos por terapia conservadora. O segundo subgrupo de controlo, constituído por 49 (40,2%) doentes nos quais a terapia conservadora foi ineficaz, foi submetido a laparotomia (método aberto), desbridamento por adesiólise e drenagem da cavidade abdominal. Em 29 (59,2%) dos 49 doentes, a operação foi efectuada com uma mistura fibrinolítica (FLM).

38

O FLM é composto pelos seguintes componentes: fibrinolisina 20.000 unidades, heparina 10.000 unidades, hidrocortisona 125 mg, gentamicina 80 mg e novocaína 0,25% - 200 ml.

No intra-operatório, a FLM foi administrada a crianças com menos de 3 anos de idade num volume de 65-70 ml, a crianças com 3-7 anos de idade 100 ml e a crianças com 7-15 anos de idade 200 ml. A frequência da administração de FLM foi controlada na dinâmica, dependendo das alterações coagulógicas no sangue.

O grupo de observações próprias - o grupo "principal" - era constituído por 111 (47,6%) doentes submetidos a adesiólise laparoscópica com FLM (2006-2020), (entre os quais 111 eram crianças inicialmente admitidas e 22 doentes readmitidos, do grupo de observação de controlo - devido a recorrência de OAAI; 13 deles tinham tido alta previamente após alívio conservador dos sintomas de OAAI e 5 foram operados por laparotomia tradicional (2 doentes foram operados com a utilização de FLM, 3 sem FLM).

Consoante o momento da operação, os doentes foram distribuídos de acordo com a classificação de SB Bairova G.A. (1994): obstrução intestinal adesiva precoce, formas precoces tardias e tardias, que são apresentadas na Fig. 2.1.

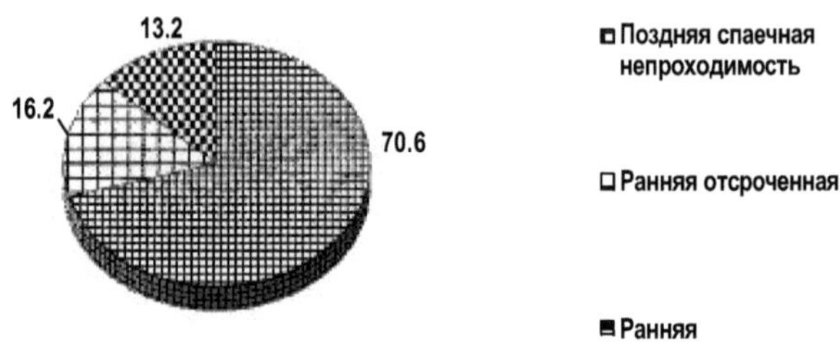

Arroz. 2.1. Distribuição dos doentes (n -233) em função do momento da operação (em %).

Como se pode ver no diagrama, na maioria dos casos encontrámos uma obstrução intestinal adesiva tardia (70,6%), a causa mais provável, que é mais frequentemente constituída por aderências múltiplas ou simples e densas em forma de cordão.

Em ambos os grupos, até 50% dos casos, os doentes foram admitidos no prazo de 1 a 72 horas após o início da doença. Cerca de 30% dos doentes foram admitidos nas primeiras 12 horas após o início da doença.

O estado geral dos doentes à entrada na clínica foi avaliado como relativamente satisfatório em 20,4%, moderado em 38,6% e grave em 41,0% (Fig. 2.2).

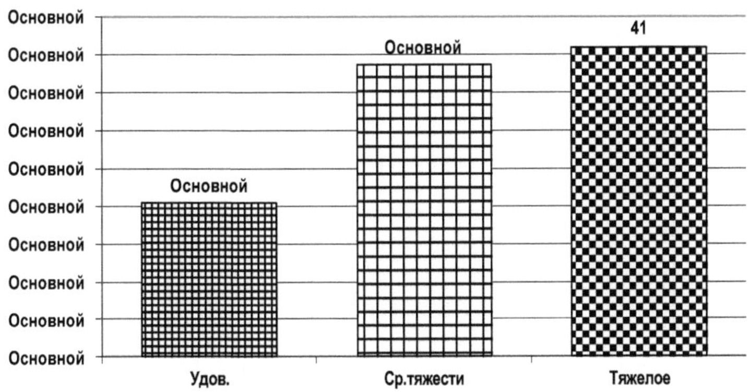

Arroz. 2.2. Avaliação do estado geral dos doentes (n -233) aquando da admissão na clínica (em %)

O quadro clínico da OIAA foi mais frequentemente caracterizado por dor abdominal aguda, difusa e paroxística, vómitos, tensão muscular da parede abdominal anterior, ausência de fezes e gases e presença de sintomas específicos da doença (Tabela 2.4.).

A tabela abaixo mostra que a frequência dos sintomas clínicos individuais nas formas aguda e subaguda de OAAI era diferente. Na forma aguda, que na maioria das nossas observações se verificou em crianças com obstrução por estrangulamento, as dores abdominais surgiram subitamente, eram do tipo cãibra e não desapareceram após o ataque seguinte. Aquando de um ataque de dor, a criança ficava inquieta, assumindo frequentemente uma posição forçada. O vómito foi observado primeiro com a comida e depois com uma mistura de bílis. Durante o exame, o abdómen é frequentemente assimétrico e, na altura de um ataque de dor, o peristaltismo intestinal é visível à vista.

Tabela 2.4.

A frequência dos sintomas clínicos em doentes com AAIO (n = 233)

Sintomas da doença	abs	%
Cãibras no abdómen	112	81.8
permanente	25	18.2
Náuseas	82	59.9
Vómito único	74	54.0
múltiplo	53	38.7
Inchaço	59	43.1
Retenção de fezes e gases	78	56.9
Língua seca, revestida	112	81.8
Assimetria abdominal	35	25.5
Dor local à palpação	52	38.0
derramado	85	62.0
Tensão dos músculos abdominais	24	17.5
Aumento do peristaltismo	14	10.2
Sintoma de Shchetkin-Blumberg	16	11.7
Ruído de salpicos (sintoma de Sklyarov)	8	5.8
Sintoma de Val	17	12.4

Foi auscultado um peristaltismo ruidoso e aumentado. Foi detectada timpanite à percussão sobre áreas de alças intestinais inchadas. Havia um atraso nas fezes e nos gases.

Algumas horas após o início dos ataques de dor, o estado geral das crianças deteriorou-se visivelmente, os vómitos tornaram-se frequentes e o conteúdo estagnado. Os sinais de desidratação foram expressos: língua seca e revestida; o pulso é frequente, enchimento fraco; a diurese é reduzida.

Como se pode ver na Tabela (2.4), os sintomas mais comuns da OAAI foram a dor abdominal, as náuseas, os vómitos e o inchaço.

Por prevalência, ou seja, o grau de envolvimento no processo adesivo de várias partes da cavidade abdominal, aderimos à classificação de Blinnikov O.I. (1993);

1 - Grau de prevalência - processo adesivo local, limitado à zona da cicatriz pós-operatória ou a outra parte da cavidade abdominal, não ocupando mais de 1/3 do pavimento, na ausência de aderências noutras zonas;

2 - processo adesivo local em combinação com adesões individuais noutras áreas;

3 - processo adesivo, ocupando 1/3 do peritoneu, todo o seu assoalho;

4 - processo adesivo difuso, ocupando 2/3 da cavidade abdominal ou mais.

No processo de estudo deste problema, utilizámos os seguintes métodos de investigação.

Os métodos de investigação clínica incluíram métodos de rotina de recolha de queixas, anamnese, auscultação, palpação, exame rectal digital. Se necessário, recorreu-se à observação dinâmica, ao exame durante o sono natural e ao exame médico.

2.1.1Métodos de investigação laboratorial análise geral de sangue, urina, bioquímica, análises sanguíneas coagulológicas, radiografia, ecografia em dinâmica e laparoscopia diagnóstica.

2.1.2. Os métodos de exame radiográfico da cavidade abdominal foram efectuados num aparelho de raios X digital TOSHIBA - ZC 25 SY -2 (fabricado no Japão).

Em caso de suspeita de OIAA, a radiografia urgente e/ou a fluoroscopia da cavidade abdominal em duas projecções (frontal e lateral) foi o principal procedimento de diagnóstico. Os sinais característicos da OIAA eram (taças de Kloyber, pneumatose intestinal, "arcos", espessamento das pregas de Kerking, etc.), que são normalmente detectados após algumas horas do início da doença.

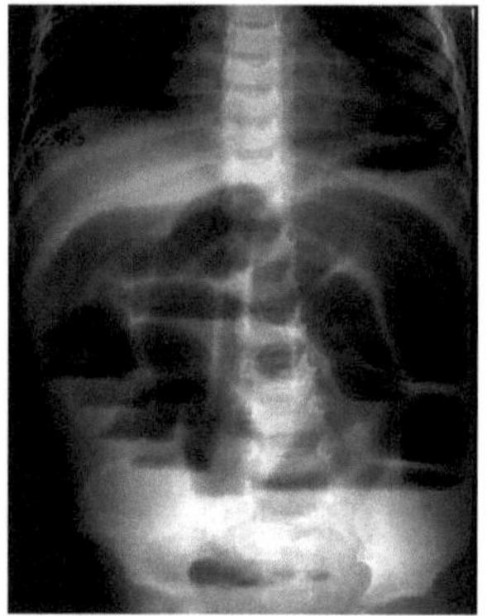 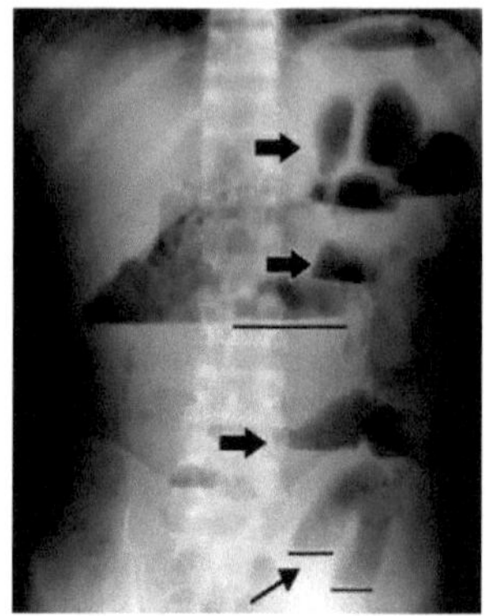

Fig.2.3. Radiografia simples Fig.2.4. Radiografia do "arco" na cavidade abdominal da "taça de Kloiber". lado esquerdo da cavidade abdominal.

Quando a radiografia simples não esclarecia o diagnóstico, eram utilizados métodos radiopacos para estudar o trato gastrointestinal com sulfato de bário para o diagnóstico diferencial de obstrução intestinal completa ou parcial, bem como de obstrução funcional do intestino delgado. A permeabilidade do intestino delgado foi avaliada pelo tempo de chegada do agente de contraste ao intestino grosso. As radiografias de controlo foram realizadas após 3, 6, 9 e, de acordo com as indicações, especialmente na forma subaguda de OIAA, após 12, 18 horas e, em alguns casos, até mais tarde. Outra indicação para estudos de contraste de raios X é a necessidade de uma avaliação objetiva da eficácia da nossa terapia conservadora.

O tratamento foi considerado eficaz no alívio dos sintomas de OIAA com exame radiopaco confirmado. A persistência de sinais radiológicos ou clínicos de OAAI durante 2-4 horas após o tratamento conservador constituiu uma indicação para uma intervenção cirúrgica de emergência.

2.1.3 . *Os ultra-sons* foram realizados com um aparelho de ultra-sons *PHILIPS Clear Vue -350 USA*, utilizando transdutores convexos (CS -2 MHz; para pesquisa) e lineares (L 12-4 MHz; para obter uma imagem detalhada das estruturas da região ilíaca direita).

A ecografia sugere a presença de obstrução intestinal com base nos seguintes sinais: presença de alças intestinais dilatadas, movimentos peristálticos característicos, presença de líquido livre na cavidade abdominal (Fig. 2.5., 2.6.).

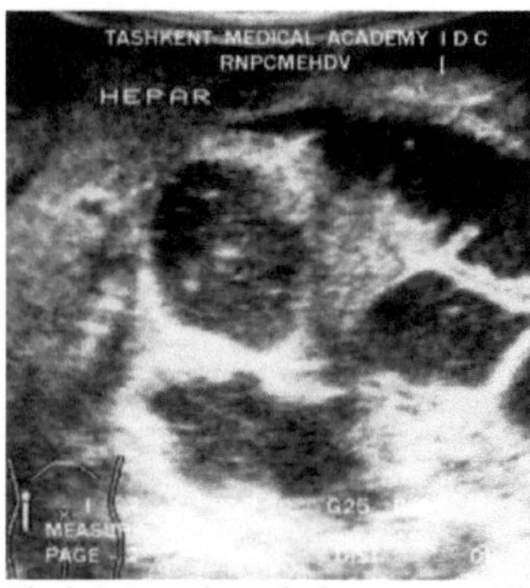
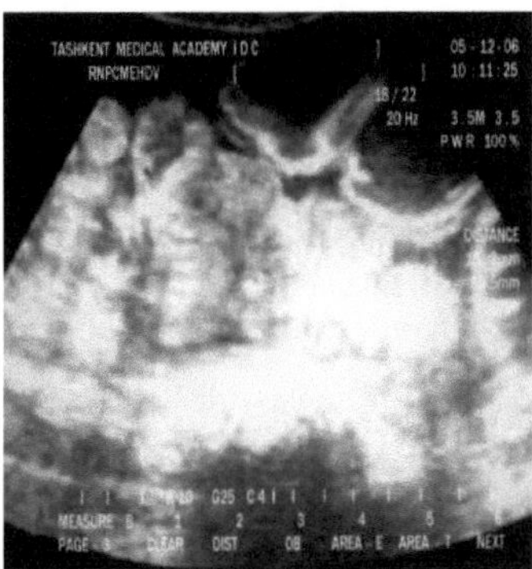

Fig.2.5. Intestino adesivo precoce Fig. 2.6. Intestino delgado mecânico
obstrução. obstrução.

Ao comparar os resultados dos exames de sangue coagulológicos, aderimos aos valores normais, que são justificados no trabalho do Professor Z.S. Bargakan (2001). Para esclarecer o efeito da operação e da subsequente administração intraperitoneal de FLM na coagulação sanguínea, foram estudados os principais indicadores do coagulograma: a contagem de plaquetas em esfregaços de sangue foi efectuada de acordo com o método unificado de Fonio. O princípio do método baseia-se na contagem do número de plaquetas em esfregaços de sangue corados por 1000 eritrócitos, por 1 µl (ou 1 l) de sangue, com base no conteúdo de eritrócitos neste volume, tempo de coagulação do sangue de acordo com Fonio e Lee-White, tempo de recalcificação do plasma de acordo com

Bertertoff e Rock, tolerância à heparina do plasma de acordo com Sigg. O índice de protrombina de acordo com Quick, a quantidade de fibrina e fibrinogénio de acordo com Rutberg, a atividade fibrinolítica do sangue, o tempo de lise dos coágulos de euglobulina (método unificado) foram realizados de acordo com o método de Kovalsky, Kopek e Niverovsky. Os mesmos indicadores foram estudados em dinâmica - antes da operação, 5-6 horas após a sua conclusão e administração do medicamento, um dia depois, no 4-5º dia e após 7 dias. Os valores normais dos parâmetros coagulológicos são retirados da literatura, e os parâmetros do hemostatograma (Tabela 3.2., 4.1) são os valores médios dos pacientes estudados.

2.2.1 Exame laparoscópico e adesiólise.

A adesiólise laparoscópica é efectuada sob anestesia por intubação com introdução de relaxantes musculares e ventilação mecânica. Utilizámos equipamento endoscópico e instrumentos pediátricos da marca Karl Storz" (Alemanha).

Etapas da adesiolise laparoscópica:

1. Introdução do primeiro trocarte na cavidade abdominal e criação de um pneumoperitoneu.
2. Exame de diagnóstico dos órgãos abdominais.
3. Introdução de trocartes de trabalho adicionais.
4. Avaliação da prevalência de aderências na cavidade abdominal.
5. Determinação da localização da obstrução e elucidação do mecanismo de obstrução intestinal.
6. Eliminação do processo adesivo e restabelecimento da permeabilidade intestinal.

A posição do doente na mesa de operações no início da operação - deitado de costas. A disposição do pessoal médico e do equipamento é a mesma que na realização de uma apendicectomia laparoscópica.

Na maioria dos doentes operados, regra geral, durante um exame objetivo da parede abdominal anterior ao longo da ferida pós-operatória primária, foram visualizadas cicatrizes quelóides rugosas (Fig. 2. 7 ., 2. 8).

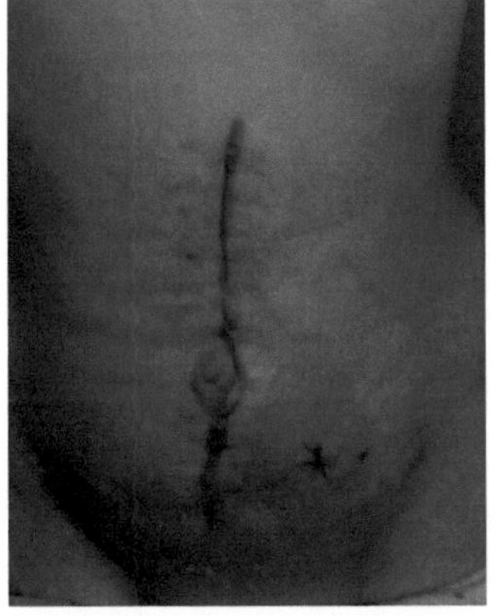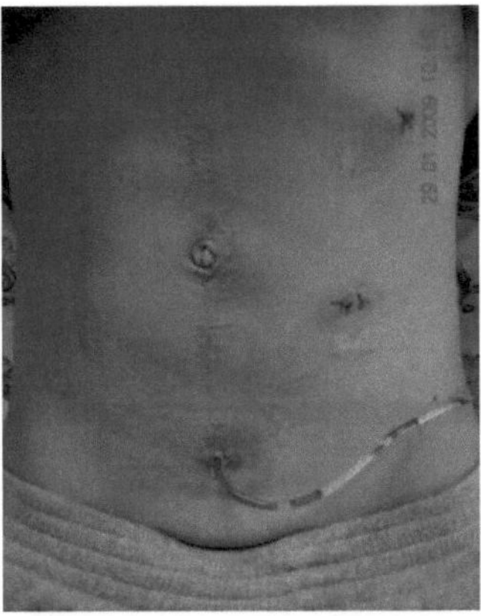

Figura. 2.7., 2.8. Cicatrizes quelóides pós-operatórias da região anterior parede abdominal

Na escolha do local de introdução da ótica de vídeo na cavidade abdominal, procurámos maximizar a distância entre a cicatriz pós-operatória e o órgão onde a intervenção cirúrgica tinha sido previamente realizada.

Dos 111 doentes submetidos a adesiólise laparoscópica, 89 (80,1%) apresentavam cicatriz pós-operatória na região ilíaca direita (após incisão de Dyakonov-Volkovich), 17 (15,3%) apresentavam cicatriz pós-operatória após incisão pararectal direita, 4 (3,6%) após laparotomia médio-mediana e 1 (1,0%) doente apresentava cicatriz após herniotomia por hérnia inguinal estrangulada.

105 (94,5%) pacientes que não tinham cicatrizes ao longo da linha média do abdómen para a entrada primária na cavidade abdominal utilizaram o método de punção direta da cavidade abdominal com um

trocarte rombo modificado por I.V. Poddubny (1997), (Fig. 2. 9) que inclui os seguintes passos

- uma incisão cutânea até 5 мм (para 5,5 мм o trocarte) ao longo do bordo superior do anel umbilical (nas crianças pequenas, a parede abdominal anterior foi levantada acima da incisão com a mão esquerda);

- Através da incisão cutânea, é introduzida uma pinça afiada do tipo "mosquito" e, com a sua ajuda, a aponeurose é esfoliada sem abrir a cavidade abdominal;

- Nesta posição, mas com a ajuda de uma pinça romba, o peritoneu é aberto, o momento da penetração na cavidade abdominal é normalmente sentido claramente pela falha da pinça na cavidade abdominal;

- Sem alterar a posição da mão esquerda, que levanta a parede abdominal anterior, introduz-se na cavidade abdominal um trocarte rombo com um diâmetro de 5,5 ou 11 mm.

Em doentes com uma cicatriz pós-operatória localizada ao longo da linha média do abdómen (contornando o anel umbilical à esquerda), o primeiro trocarte é inserido pelo método acima referido 1 cm acima do bordo superior da cicatriz pós-operatória. Não se registam complicações (perfurações intestinais, danos nos grandes vasos) associadas à utilização desta técnica. Depois de se certificar de que o trocarte está corretamente posicionado, inicia-se a insuflação de CO_2 com a ajuda de um insuflador elétrico. Inicialmente, a taxa de injeção de gás não excede 1 l/min. Após a introdução de 1 л de gás, o caudal aumenta para 10 l/min e é aplicado um pneumoperitoneu com uma determinada tensão. O nível ótimo de pressão intra-abdominal em crianças mais velhas é de 12 14 ммHg. Art. Mas em caso de paresia grave do intestino delgado (mais frequentemente em casos de obstrução intestinal aguda), para obter um volume da cavidade abdominal livre suficiente para a manipulação, é necessário criar uma pressão intra-abdominal mais elevada - até 16 мм.Hg . O enchimento da cavidade abdominal com gás é controlado por palpação e percussão (desaparecimento do embotamento hepático, som de caixa em todas as partes da cavidade abdominal). Em crianças mais velhas, o volume de gás utilizado varia até 3; 5 л.em crianças mais novas, de 1 a 1,5 litros.

Após a criação do pneumoperitoneu, é introduzido um laparoscópio de 5 ou 10 mm através do trocarte inserido e é-lhe ligado um sistema de endovídeo. Em seguida, efectua-se uma auditoria da cavidade abdominal. Isto determina a localização e a gravidade do processo adesivo na cavidade abdominal. Neste caso, é necessário escolher os pontos de inserção mais óptimos e convenientes para dois trocartes de trabalho, mais frequentemente as áreas ilíaca esquerda e suprapúbica (Fig. 2.9.). Na maioria dos casos, 33 (80,5%) durante a revisão da cavidade abdominal, a região ilíaca esquerda e suprapúbica é acessível para a condução de trocartes de trabalho. Em 83 (74,7%) doentes, durante a revisão da região ilíaca esquerda e na pequena pélvis, o processo adesivo entre o peritoneu parietal e visceral envolve o omento maior, alças do intestino delgado e grosso. Em seguida, sob o controlo de um laparoscópio, é introduzido um trocarte de trabalho de 5,5 mm através do espaço livre da cavidade abdominal e as aderências entre o peritoneu parietal e visceral e o omento maior são excisadas com uma pinça endoscópica utilizando coagulação monopolar. Desta forma, o volume do exame panorâmico da cavidade abdominal aumenta. Todos os trocartes subsequentes são introduzidos na cavidade abdominal sob o controlo de um monitor de vídeo.

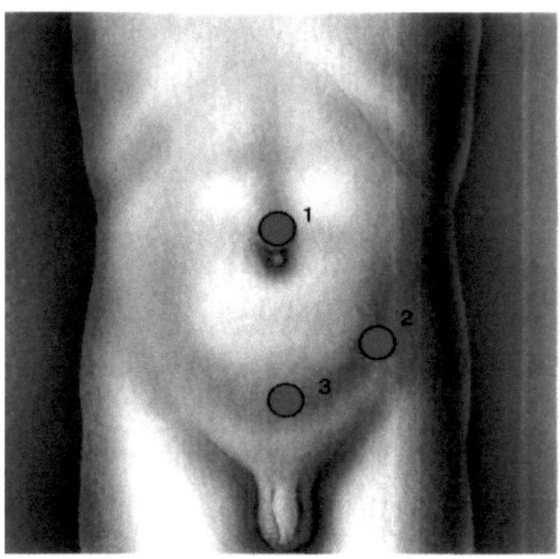

Figura. 2.9. Abordagens operacionais para laparoscopia diagnóstica.
Local de introdução dos trocartes: 1 - trocarte 3- 5,5 mm; 2 - trocarte 5,5
mm; 3 - trocarte 5,5- 11 mm.

Após a introdução de trocartes de trabalho com duas pinças endoscópicas atraumáticas, o grau de prevalência do processo adesivo na cavidade abdominal é determinado de acordo com a classificação de Blinnikov O.I. (1993) Também avaliámos a posição relativa das alças intestinais, a sua mobilidade e deslocação, as alterações na cobertura serosa, as alterações inflamatórias no omento, o seu envolvimento no processo adesivo, a presença e quantidade de efusão, a sua natureza, as alterações no peritoneu parietal.

A principal tarefa nesta fase da operação é determinar o local da obstrução e elucidar o mecanismo da obstrução intestinal. Ao mesmo tempo, chama-se a atenção para a presença de alças inchadas do intestino delgado na cavidade abdominal, um aumento da quantidade de efusão, alterações reactivas no peritoneu parietal e visceral, perturbações da microcirculação do intestino delgado, bem como fixação e rigidez das

50

alças intestinais. Para localizar o local da obstrução intestinal, é por vezes necessária uma viscerólise laparoscópica bastante extensa e a separação das aderências viscero-parietais.

Um sintoma fiável de obstrução intestinal adesiva aguda é normalmente a presença de uma secção do intestino delgado deformada por aderências em combinação com a expansão das suas secções adutoras e a desolação das secções de descarga.

O diagnóstico tópico consiste na deteção de uma secção do intestino deformada por aderências, causando uma redistribuição do enchimento de gás intestinal.

Após a instalação definitiva do local da obstrução intestinal, são decididas as tácticas cirúrgicas endovisuais para eliminar o processo adesivo na cavidade abdominal. Termina assim a fase de diagnóstico do exame laparoscópico e inicia-se a eliminação endoscópica da obstrução intestinal adesiva. Ao mesmo tempo, as alças intestinais são capturadas com duas pinças atraumáticas endoscópicas, ligeiramente esticadas e as aderências entre elas são cruzadas com uma tesoura endoscópica.

De 111 pacientes, 58 (52,3%) tinham aderências planas como causa da obstrução intestinal. Em 47 (42,3%) crianças, foram encontradas aderências do tipo cordão, que, com o auxílio de um desector, foram isoladas em toda a sua extensão e, após coagulação bipolar ou monopolar, atravessadas junto à parede intestinal. A obstrução intestinal causada por aderência omental foi observada em 6 (5,4%) doentes, neste caso, a cirurgia laparoscópica limitou-se ao isolamento de um cordão de omento, causador de infração, no local da sua fixação ao intestino, mesentério ou peritoneu parietal, após coagulação bipolar foi cortado e, em seguida, um cordão de omento foi ressecado dentro de tecidos saudáveis.

Após a conclusão da adesiólise laparoscópica, foi efectuado um reexame completo da cavidade abdominal, especialmente de todo o intestino delgado, desde a junção ileocecal até ao ligamento de Treitz. O local da obstrução anterior foi novamente examinado, prestando-se atenção à integridade da parede intestinal. Em seguida, procede-se ao saneamento da cavidade abdominal - o derrame acumulado é removido, a cavidade abdominal é lavada com água ozonizada, irrigada com uma solução FLM. A cavidade abdominal é drenada através da contra-abertura. A operação termina com a remoção dos trocartes e do dióxido de carbono da cavidade abdominal, suturando as feridas pós-operatórias.

Assim, o diagnóstico é esclarecido por laparoscopia, a situação na cavidade abdominal é avaliada de forma abrangente, as aderências são separadas e dissecadas com a restauração da permeabilidade intestinal.

Foi efectuada uma análise retrospetiva do tratamento cirúrgico conservador e tradicional no grupo de controlo de doentes com obstrução intestinal aguda adesiva em doentes que estiveram na RSPCMI e na ESCH de 1996 a 2020, com um diagnóstico de obstrução intestinal aguda adesiva, foram hospitalizadas 233 crianças, que tinham sido previamente operadas em clínicas infantis em Tashkent , hospitais regionais e distritais da República por doenças inflamatórias de várias origens e lesões dos órgãos abdominais, mas principalmente após apendicite aguda.

De acordo com os nossos dados, a complicação da doença adesiva após a operação primária ocorreu após 15,1 ± 4,8 meses.

Todos os doentes foram submetidos a terapêutica conservadora com o objetivo de corrigir e restaurar os principais distúrbios da homeostasia, parar os sintomas de AAIO e, em caso de insucesso desta última, prevenir complicações intra-operatórias, bem como complicações pós-operatórias precoces e tardias.

Capítulo 3.

3.1Número e conteúdo do tratamento conservador e pré-operatório.

• terapia de infusão (desidratação-detoxificação) com sinais pronunciados de desidratação;

• eliminação da hipertensão do intestino superior - sondagem nasogastroduodenal - aspiração constante do conteúdo gástrico;

• clister de sifão, para esvaziar o intestino distal;

• a introdução de gangliobloqueadores, adrenolíticos, anti-histamínicos, antiespasmódicos e analgésicos não narcóticos;

• restauração do volume de sangue periférico;

Os critérios para a eficácia do tratamento conservador foram:

• restabelecimento da permeabilidade intestinal, descarga de gases e fezes;

• melhoria do estado geral do doente, alívio das dores, desaparecimento das taças de Kloiber na radiografia;

• sem sintomas de irritação peritoneal.

As medidas conservadoras para AAIO duraram 2-4 horas, mas não mais de 6 horas, a ineficácia da terapia intensiva foi uma indicação para a intervenção cirúrgica.

Em 73 (59,8%) No grupo de controlo de doentes com OIAA, após terapia conservadora intensiva, a obstrução intestinal foi resolvida, houve evacuação de fezes e gases e a dor abdominal parou.

Com a eficácia das medidas tomadas e após o restabelecimento da passagem do intestino, foi prescrita a estes doentes uma terapia antiaderente: injecções de lidase 64 UI/m, eletroforese na parede abdominal anterior com iodeto de potássio, que alternava com lidase. Após o restabelecimento completo da passagem e da regularidade das fezes, o alívio das dores abdominais e a melhoria do estado geral, os doentes tiveram alta para continuar o tratamento em ambulatório. Foi recomendada a continuação da terapêutica anti-aderente, da terapia de exercícios e da fisioterapia com cursos repetidos (a cada 2-3 meses), a observação do dispensário de um cirurgião pediátrico durante o ano. Além disso, foi realizada uma conversa explicativa com os pais dos doentes, cujo significado era que a doença não tinha "desaparecido", era possível uma recaída, foi-lhes recomendado que realizassem um tratamento laparoscópico planeado da doença adesiva.

Em termos prospectivos, é de salientar que, subsequentemente, 11 (15,0%) dos 73 doentes admitidos com sintomas de OAAI e tratados de forma conservadora, apesar da terapêutica antiaderente planeada após um período de tempo diferente, foram novamente admitidos na clínica com sintomas de OAAI e foram operados por laparoscopia. .

3.2.Indicações e tácticas do tratamento cirúrgico tradicional em crianças do grupo de controlo.

Em 49 (40,1%) dos 122 doentes do grupo de controlo com OIAA, as medidas conservadoras não foram eficazes. Todos estes doentes foram submetidos a uma intervenção cirúrgica - laparotomia, separação e excisão das aderências, saneamento e drenagem da cavidade abdominal de forma "aberta"; a laparotomia médio-mediana foi efectuada em 38 (77,5%) casos e em 11 (22,5%) casos por acesso pararrectal direito.

Dependendo do tempo da operação, das tácticas intra e pós-operatórias, foram divididos em dois grupos, pelo que o primeiro grupo de 20 (40,8%) crianças operadas no período de 1996 a 2000. o segundo grupo no período de 2000 a 2005 29 (59,2%) doentes. No segundo grupo de doentes, ao contrário do primeiro grupo de doentes operados, a MLF foi utilizada no intra-operatório e no pós-operatório precoce com o objetivo de prevenir precocemente a doença adesiva, estimular a proteólise e os processos de fibrinólise.

Durante a revisão intra-operatória, verificou-se que 27 (77,1%) doentes apresentavam aderências pós-operatórias sob a cicatriz cirúrgica; em 8 (21,1%), além disso, foram detectadas aderências inter-intestinais e omentais (tipo cordão em 3, omental em 2, planar em 3). - 2 (5,3%) doentes apresentavam aderências planas com dobras em forma de joelho das alças intestinais sob a forma de um "duplo barril". É de salientar que, na maioria dos casos, os doentes operados apresentavam combinações de diferentes tipos de aderências. Não é possível identificar com rigor, especificamente, o tipo de aderência, o que não é o caso quando se trata de aderências que comprimem o lúmen intestinal e perturbam o trânsito intestinal.

Os casos mais graves foram observados quando a cúpula do ceco, as partes terminais do intestino delgado e o omento foram envolvidos simultaneamente no processo, formando um conglomerado de aderências, cuja separação causou dificuldades técnicas (Fig. 3.1., 3.2).

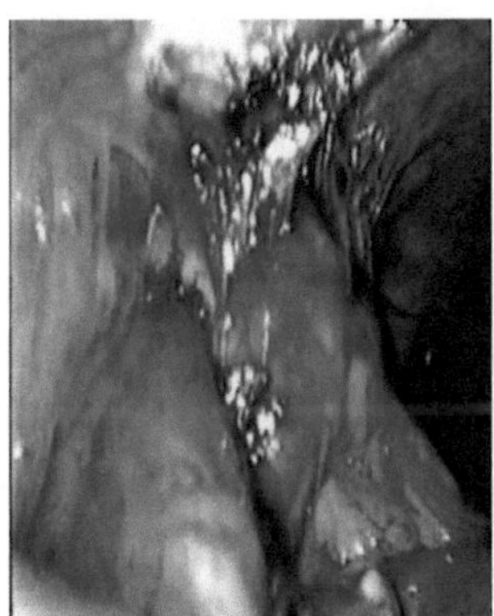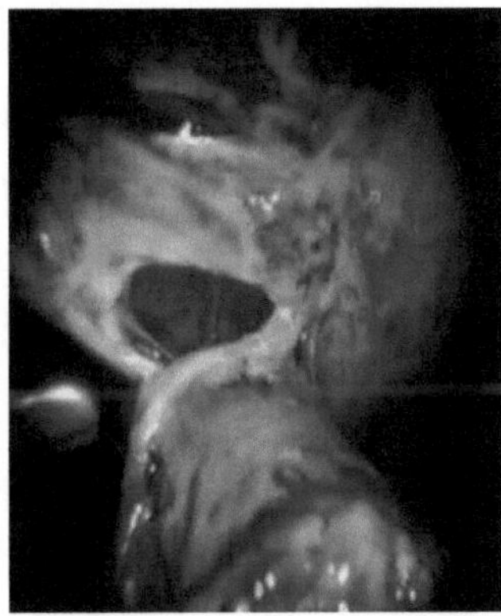

Figura. 3.1. 3.2. As alças do intestino delgado são soldadas entre si num único conglomerado

É de notar que quanto maior a incisão, mais frequentemente se observou o processo adesivo. Na maioria dos casos, foram observadas aderências entre a cúpula do ceco e a ferida pós-operatória, o omento e a secção terminal do intestino delgado foram envolvidos no processo adesivo, em 31 (81,6%) casos. Após a análise dos protocolos das operações (nos casos de formação de conglomerado adesivo, quando se formaram aderências maciças), verificou-se que houve dificuldades técnicas no intra-operatório durante a apendicectomia, tendo-se registado deserose da cúpula do ceco. Durante a operação, foi necessário mobilizar o omento das alças do intestino e o apêndice de forma romba e afiada.

Uma análise de acompanhamento das histórias de casos do grupo de controlo de doentes mostrou que o gatilho para o desenvolvimento do processo adesivo na cavidade abdominal foram as operações realizadas para apendicite destrutiva; em primeiro lugar, devido a alterações inflamatórias pronunciadas na cavidade abdominal, possivelmente manuseamento grosseiro dos tecidos do peritoneu e dos órgãos ocos, em segundo lugar, devido à deserorização do intestino, em terceiro lugar, quando se utilizam tupfers e várias soluções anti-sépticas na cavidade abdominal, especialmente localmente no canto ileocecal.

Durante a revisão da cavidade abdominal das crianças do grupo de controlo; em 3 (8,3%) doentes, foram encontradas aderências do intestino delgado sob a forma de um duplo barril; nos restantes, as aderências estavam localizadas ao nível do ângulo ileocecal. Em 13 (36,1%) doentes, as aderências formaram-se ao longo do comprimento da ferida pós-operatória sob a forma de um cordão. Em 21 (58,3%) doentes foram detectadas aderências maciças entre as alças do cólon pequeno e ascendente. A separação das aderências foi efectuada de forma brusca e aguda, estando associada a algumas dificuldades técnicas devido à presença de muitas aderências planas e largas nos doentes.

Após a realização da adesiólise em todos os doentes, a passagem do intestino foi completamente restabelecida.

Depois de analisarmos o grau e a prevalência do processo adesivo, ficámos convencidos de que as aderências inter-intestinais mais potentes (intestino com peritoneu parietal) se formaram em crianças com antecedentes de peritonite difusa.

No período pós-operatório, estes doentes foram submetidos a

•terapia antibiótica empírica;

•regulação e correção da microcirculação e dos distúrbios hemodinâmicos;

•anestesia;

•terapia anti-hipóxica;

•terapia de desintoxicação;

•terapia sintomática;

•terapia destinada a prevenir e tratar a paresia intestinal;

•prevenção da formação de aderências, com a introdução de FLM;

Dos 49 doentes previamente operados pelo método tradicional de OAAI, nos anos subsequentes, 11 (7,9%) doentes voltaram a ser operados com fenómenos de OAAI, dos quais 4 doentes foram operados com recurso a FLM e 7 sem FLM.

Assim, a análise dos resultados do tratamento de doentes submetidos a cirurgia aos órgãos abdominais indica a conveniência de efetuar uma operação mais suave e uma terapia anti-aderente desde o momento da cirurgia e no período pós-operatório precoce.

3.3.Tácticas intra e pós-operatórias no grupo de controlo de doentes e características comparativas das alterações coagulógicas na aplicação da FLM.

No segundo subgrupo de doentes (caso 29), em contraste com o primeiro, durante a operação, utilizámos FLM para evitar a recorrência da doença adesiva. Uma vez que a solução inicia a sua ação em 3-5 minutos, a FLM foi injetada na cavidade abdominal imediatamente após a abertura do peritoneu; crianças com menos de 3 anos na quantidade de 65-70 ml, 3-7 anos 100 ml, 7-15 anos 200 ml. Durante a revisão, sob a influência do FLM, é ativado o processo de fibrinólise e proteólise - as aderências são amolecidas e o processo de adesiólise é facilitado. Após a realização da adesiólise e o restabelecimento da passagem do intestino, a pequena pélvis foi drenada através da contra-abertura. O andar superior da cavidade abdominal (através da contra-abertura) foi drenado com um microirrigador para a administração de antibióticos e FLM. Após a operação no DRIC, o doente foi colocado numa cama funcional em posição de Fowler para evacuar o líquido acumulado na cavidade abdominal. O estômago foi cuidadosamente lavado com soro fisiológico para "água limpa", foram feitos enemas de limpeza com solução hipertónica a 1-2% para reduzir a intoxicação.

A irrigação da cavidade abdominal com FLM foi efectuada sob o controlo dinâmico do coagulograma do doente para evitar complicações secundárias, como a hipocoagulação. A FLM foi administrada lentamente, gota a gota, sob o controlo do coagulograma, 2 vezes por dia, durante 4-5 dias do período pós-operatório, sendo depois retirados os microirrigadores.

Sabe-se que a hemostase da coagulação, incluindo a concentração de fibrinogénio e a atividade fibrinolítica do sangue, desempenha um papel importante na patogénese do processo adesivo. A par disto, a hemostase plaquetária desempenha um papel importante; para este efeito, estudámos uma série de parâmetros da coagulação e da hemostase plaquetária em crianças com OIAA por nós observadas.

Para a análise comparativa das características das alterações da coagulação, os doentes operados tradicionalmente (49 casos) foram divididos em 2 grupos comparativos. No primeiro grupo de controlo de doentes (20 crianças), foi realizada adesiolise por laparotomia, saneamento e drenagem da cavidade abdominal sem a introdução de FLM. No segundo grupo comparativo (caso 29), foi realizada uma tática semelhante com a introdução de FLM na cavidade abdominal no intra-operatório e nos dias seguintes após a operação.

O estudo das alterações coagulológicas nos grupos de doentes comparados em dinâmica é apresentado na Tabela 3.1. Durante a intervenção cirúrgica tradicional sem o uso de FLM, observou-se uma hipercoagulabilidade de 166,4 ± 2,0 seg durante e nos dias seguintes após a operação, no primeiro dia 142 ± 2,6 seg, no 3º dia 146 ± 3,2 seg. Registou-se uma normocoagulação gradual no 5º e 6º dias. Como se pode verificar na tabela 3.1. nas crianças com utilização de FLM durante a cirurgia, observou-se normocoagulação (212,1±1,8 seg) no primeiro dia e nos dias seguintes, a par desta, hipocoagulação moderada no primeiro dia (313±3,4 seg, P<0,05). A concentração de fibrinogénio aumentou durante a operação em ambos os grupos e não diferiu significativamente entre si. No primeiro dia e nos dias subsequentes, foi observada hiperfibrinogenemia (5,68±0,4 g/l, 5,56±0,8 g/l, 4,94±0,8 g/l) no grupo sem o uso de FLM, mesmo durante 7 24 horas após a cirurgia, a concentração de fibrinogénio permaneceu ao nível do limite superior do normal 4,1±0,6 g/l. No grupo principal (com o uso de FLM), durante a operação e no primeiro dia, houve uma diminuição gradual da concentração de fibrinogénio (4,28±0,5 g/l e 4,82±0,4 g/l, respetivamente). Nos dias seguintes, a concentração de fibrinogénio voltou aos valores normais.

A atividade fibrinolítica do sangue confirma os dados da coagulabilidade sanguínea e da concentração de fibrinogénio. No grupo com o uso de FLM durante a operação, houve uma inibição da fibrinólise (266±1,8 seg), cuja normalização foi observada apenas no 5º e 6º dias; (238±2,3 seg e 199±3,6 seg, respetivamente). No segundo grupo, não se registaram inibições pronunciadas dos processos de fibrinólise, no primeiro dia o valor da fibrinólise foi de 284±1,2 seg, no grupo comparativo 274,2±1,8 seg (P<0,001). Os índices de retração do coágulo sanguíneo também coincidiram com os da fibrinólise. Em ambos os grupos comparados, registou-se trombocitose, sem diferenças significativas.

Assim, durante as intervenções cirúrgicas tradicionais, há mudanças pronunciadas da hemostasia para a hipercoagulabilidade. Quando a FLM é utilizada, observa-se uma hipercoagulabilidade moderada com uma normalização relativamente ativa da concentração de fibrinogénio (nos dias 5-7) e da fibrinólise.

Dos 20 doentes operados no grupo de controlo (sem utilização de FLM), observou-se recidiva e sintomas de AAIO precoce e tardia em 7 (35%). Esses pacientes foram submetidos à relaparotomia. No grupo (com uso de MLF) (29 pacientes), a recidiva da doença adesiva foi observada em 4 (13,8%). Quando comparados os doentes do grupo de controlo, ocorreram alterações semelhantes com o quadro de trombocitose, mas no grupo comparativo foram menos acentuadas. As mesmas alterações ocorreram no índice de protrombina. É importante ressaltar que, ao utilizar a FLM, o índice de protrombina estava dentro da normalidade.

Assim, o estudo dos factores da coagulação e da hemostase plaquetária revelou muitas questões relacionadas com a patogénese do processo adesivo. Estes estudos mostraram o papel importante da hemostase da coagulação, especialmente a concentração de fibrinogénio e a atividade fibrinolítica do sangue.

Os resultados do nosso estudo confirmam, mais uma vez, a opinião de outros autores de que quanto mais acentuado for o processo inflamatório na cavidade abdominal, mais profundas serão as alterações na hemostase da coagulação, incluindo a concentração de fibrinogénio e a atividade fibrinolítica do sangue.

Uma avaliação comparativa das alterações coagulológicas no sangue dos doentes por nós estudados permitiu fundamentar a necessidade e a continuidade da utilização de FLM com o objetivo de prevenir precocemente o processo adesivo na cavidade abdominal, esquematizado na Figura 3.3, que mostra as fases e o mecanismo de desenvolvimento do processo adesivo e as formas de ativação dos processos de proteólise e fibrinólise pelos componentes dos FLM em doentes de risco. Os resultados das nossas análises comparativas das alterações coagulológicas no sangue de dois grupos de doentes confirmaram que o papel principal na patogénese dos processos adesivos na cavidade abdominal é desempenhado pela concentração de fibrinogénio e pela retração do coágulo sanguíneo na cavidade abdominal.

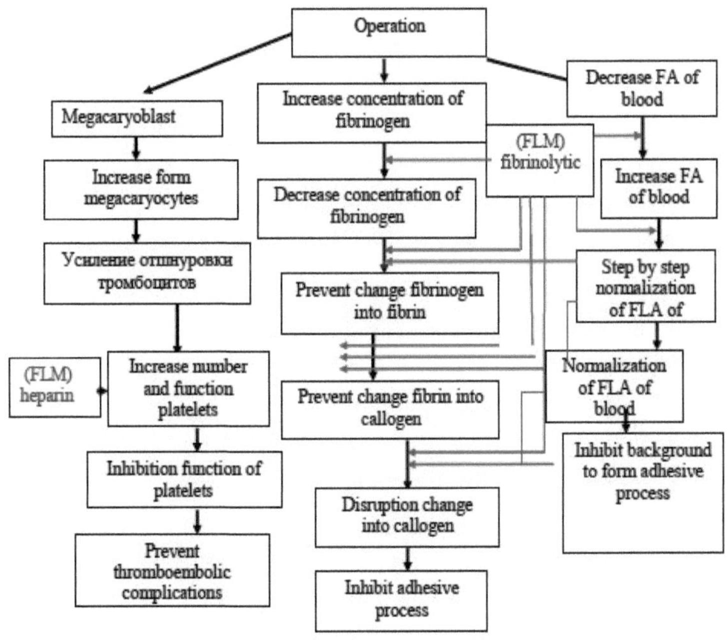

Arroz. 3.3. Fases e mecanismo de desenvolvimento da adesão e formas de ativação dos processos de proteólise e fibrinólise pelos componentes da FLM.

3.4. Dinâmica da restauração da função intestinal no grupo de controlo de doentes

Após a laparotomia tradicional e a dissecção das aderências na cavidade abdominal nos doentes do grupo de controlo (49 casos), o período pós-operatório precoce, apesar da terapia intensiva em curso, da estimulação intestinal e da descompressão do estômago e do cólon, foi relativamente difícil. Comparando as características dos dois grupos, nos pacientes no período pós-operatório precoce, nos pacientes que receberam FLM (2-9), a função intestinal foi restaurada um pouco mais ativamente do que no grupo de pacientes (20) que não foram injectados com FLM na cavidade abdominal (Tabela 3.2). No grupo de doentes que utilizaram a MLF no primeiro dia, ouviu-se peristaltismo intestinal em 6 (20,7%) doentes e flatulência em 5 (17,2%); no final do segundo e início do terceiro dia, o peristaltismo intestinal foi completamente restabelecido em todos os restantes, os gases foram libertados e tiveram uma cadeira separada.

Tabela 3.2.

A dinâmica da recuperação da função intestinal após o tratamento tradicional

tratamento cirúrgico da IAAO sem e com a utilização de FLM (n = 49)

Sinais de resolução da paresia intestinos		12 horas	12-24	24-36	36-48	48-60	60-72	72-84
Perist altism o intesti	Sem FLM n- 20	-	-	1(5%)	4 (20 %)	5 (25%)	5(25 %)	5 (25 %)

	Com FLM n -29	-	4(13.8%)	6(20.7%)	8(27.5%)	9(31.0%)	-	-
Gases de passagem	Sem FLM n- 20	-	-	-	3(15%)	5(25%)	8(40%)	4(20%)
	Com FLM n -29	-	4(13.8%)	7(24.2%)	18(62%)	-	-	-
presidente independente	Sem FLM n- 20	-	-	-	3(15%)	6(30%)	6(30%)	5(25%)
	Com FLM n -29	-	-	3(10.4%)	14(48.3%)	12(41.3%)	-	-

Nos doentes que não foram injectados com FLM, a função intestinal recuperou mais lentamente, a partir do segundo dia, e recuperou totalmente apenas nos dias 5-6 após a cirurgia. Em 3 (7,9%) pacientes do grupo sem o uso de FLM, o pós-operatório foi complicado por obstrução intestinal adesiva precoce. De acordo com as indicações vitais, estes doentes foram submetidos a relaparotomia e adesiólise pelo "método aberto" nessa altura. Regra geral, no período inicial, as aderências eram soltas, de natureza remota-membranosa, facilmente separáveis. A cobertura serosa do intestino e o peritoneu parietal, devido à estagnação prolongada, estavam inflamados, edematosos, friáveis, facilmente lesionados e a sangrar.

Assim, os resultados do tratamento tradicional do processo adesivo no grupo de controlo de pacientes confirmam mais uma vez a relevância do problema, que ainda está longe de ser resolvido.

Os dados obtidos indicam mais uma vez que as intervenções repetidas nos órgãos abdominais agravam a gravidade da doença adesiva com o desenvolvimento de AAIO. A análise dos resultados da investigação confirma que uma das principais medidas eficazes para a prevenção precoce da formação de aderências e da AAIO é a prevenção precoce intra-operatória do desenvolvimento da formação de aderências com a introdução de FLM e intervenções cirúrgicas pouco traumáticas na cavidade abdominal, cirurgia laparoscópica.

Com base nos nossos estudos, recomendamos a melhoria dos métodos de tratamento e prevenção precoce da doença adesiva em crianças no período de 2005 a 2020. Na RSPCMI&ESCH, a adesiólise laparoscópica foi efectuada em 111 doentes com idades compreendidas entre os 3 e os 17 anos. Destes, 89 são doentes inicialmente hospitalizados e 22 são doentes readmitidos do grupo de controlo com recidiva de AAIO, 11 dos quais tiveram alta previamente após alívio conservador dos sintomas de SB e 7 doentes foram previamente operados por laparotomia tradicional para AAIO (dos quais 4 doentes utilizaram FLM e 7 não utilizaram FLM).

Todos os doentes do grupo principal tinham sido previamente operados, em 111 (75,7%) casos foi efectuada inicialmente uma apendicectomia, em 15 (13,6%) uma peritonite apendicular, em 2 (1,8%) crianças foram operadas a uma lesão fechada dos órgãos abdominais. cavidade, em 2 (1,8%) foi efectuada uma hernioplastia.

Durante o período de preparação pré-operatória, com o objetivo de resolver a clínica de obstrução, os doentes foram submetidos a uma terapia conservadora intensiva padrão planeada. No entanto, não foi possível restabelecer a passagem e a motilidade intestinal em nenhum destes doentes. Devido à falta de efeito da terapia conservadora, foi decidido realizar uma laparoscopia, que tinha dois objectivos: o primeiro é de diagnóstico, ou seja, realizar uma auditoria dos órgãos abdominais, para estabelecer os locais de obstrução; o segundo é realizar a adesiólise, separar as aderências viscero-parietais, omentais e inter-intestinais e restaurar a passagem intestinal.

No pré-operatório, essas crianças foram submetidas aos exames clínicos e laboratoriais necessários; coagulograma antes da cirurgia, depois durante a cirurgia e na dinâmica do pós-operatório por 7 dias. Antes da cirurgia, em todos os doentes do grupo principal, os parâmetros de coagulação sanguínea encontravam-se dentro da normalidade, até 246,1 ± 2,4 seg em média, retração do coágulo 39,0 ± 0,5%, tolerância plasmática à heparina (10,4 ± 0,3 min) e nível de fibrinogénio (3,84 ± 0,6 g/l) dentro do limite superior do normal.

Capítulo 4.

4.1.Tácticas e resultados da adesiólise laparoscópica

Após a insuflação de óxido nitroso, o FLM é inicialmente introduzido na cavidade abdominal e, em seguida, durante a revisão, é esclarecida a presença de factores de obstrução (aderências, vólvulo).

A separação das aderências viscero-viscerais consiste geralmente em aderências por tensão, a sua remoção com a ajuda de manipuladores, um dissector e intersecção de forma romba e afiada, seguida de coagulação mono ou bipolar. As aderências interloop soltas são facilmente destruídas de forma romba. Na presença de aderências inter-intestinais rugosas, é efectuada uma preparação de precisão das alças intestinais e das aderências.

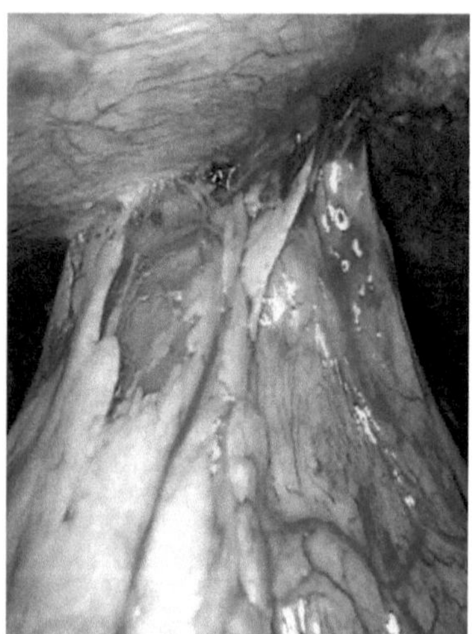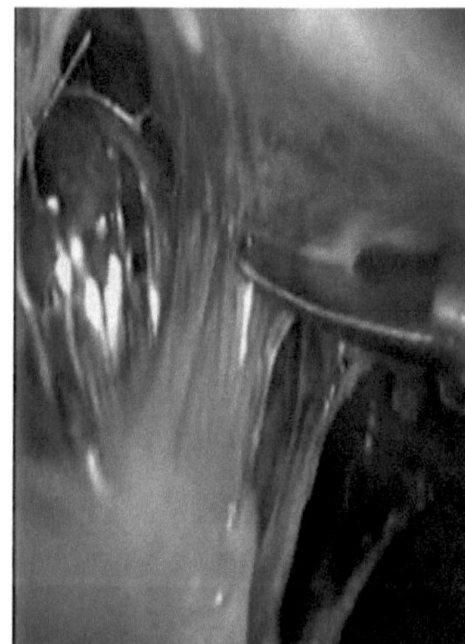

Fig. 4.1. Aderência sob a zona operada Fig 4.2. Laparoscópica ferida. adesiolise de aderências

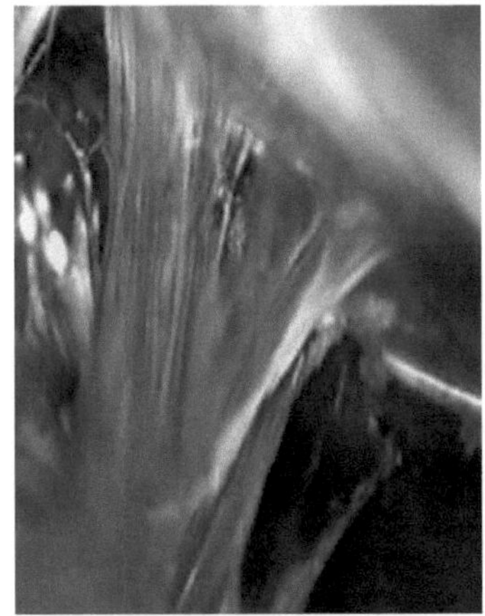
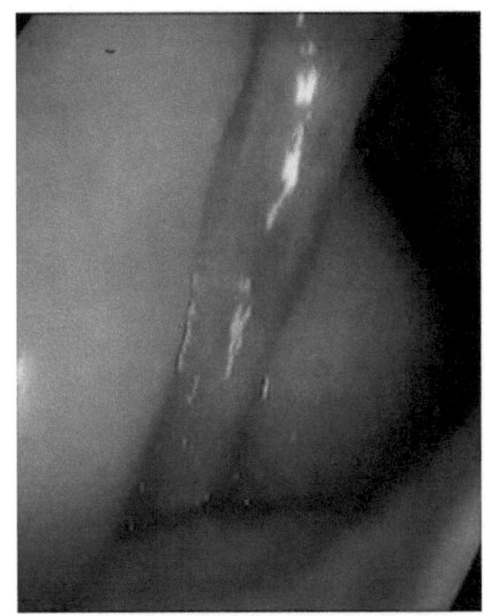

Figura. 4.3. Aderências de membrana. em forma de cordão.

Figura. 4.4. Adesão

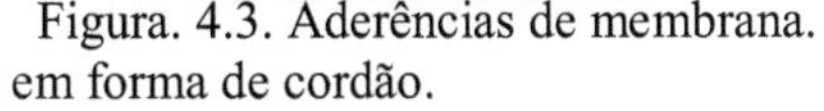

Em 67 (60,3%) doentes de um total de 111, a separação das aderências entre a ferida pós-operatória e o omento não foi difícil. Nos restantes 11 (9,9%), durante a separação das aderências inter-intestinais, verificou-se a existência de aderências planas em -1 doente; verificou-se a existência de um processo adesivo difuso, ocupando 2/3 da cavidade abdominal, tendo sido visualizado um conglomerado de alças intestinais com múltiplas áreas de compressão do lúmen intestinal (3-4 graus de prevalência de aderências). Devido a dificuldades técnicas, a massividade do processo adesivo múltiplo em - 12 (10,8%) casos, foi decidido efetuar uma conversão - laparotomia, revisão, dissecção das aderências que deformavam o lúmen intestinal, separação das alças intestinais, drenagem da cavidade abdominal (Fig. 4.5.; 4.6.).

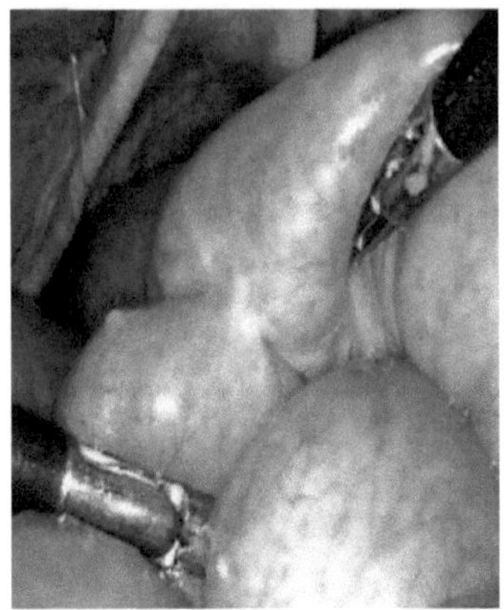
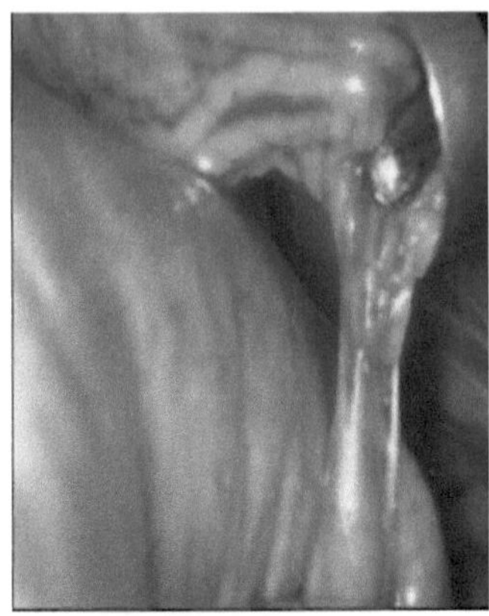

Figura. 4.5. Adesão plana. omental.

Figura 4.6. Adesão

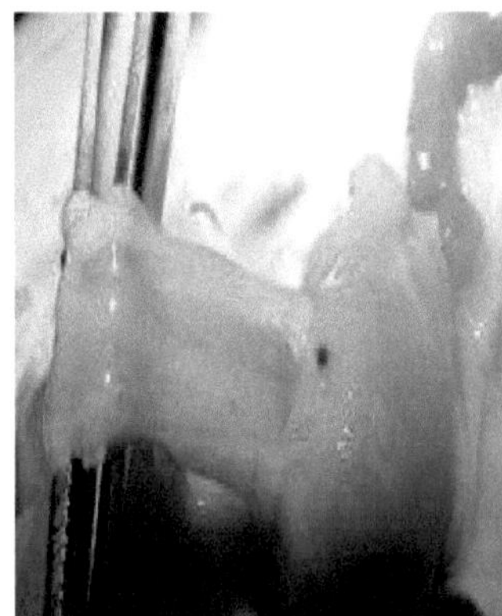
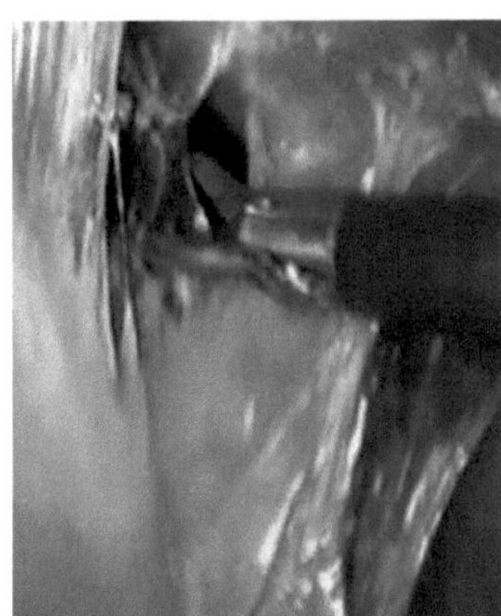

Fig. 4.7. Aderências omentais Fig.4.8. Desconexão de aderências

No DRIC, é efectuada uma sondagem nasogastroduodenal. O intestino grosso é então intubado com um tubo de gás, se possível, até à transição da secção ascendente para o cólon transverso. No primeiro dia do pós-operatório, introduz-se gradualmente FLM na cavidade abdominal destes doentes (para ativar os processos de proteólise e fibrinólise, reabsorção das aderências fibrinosas primárias) e antibióticos.

Quando o intestino é violado por um fio (Fig. 4.6.), é visualizado em toda a sua extensão, depois de isolado e coagulado, recuando ligeiramente do local de fixação à parede intestinal em dois locais (com um intervalo), o fio é cruzado com uma tesoura 0,5 см. Uma manipulação semelhante é efectuada no lado oposto, a extrusão de corte foi removida através do trocarte.

Dependendo das aderências que causaram o encarceramento do intestino (aderências omentais (Fig. 4.7.), planas (Fig. 4.8.), em forma de cordão, múltiplas), o princípio da adesiólise laparoscópica operatória consistiu em excisar ou separar as aderências de consistência densa entre duas áreas coaguladas de tecido de colagénio. No caso de aderências omentais, a coagulação e a ressecção do omento foram realizadas adicionalmente dentro do tecido saudável.

Com base nos resultados da adesiólise laparoscópica, efectuámos uma caraterização quantitativa das aderências de acordo com o grau de prevalência do processo e o tipo de aderências (classificação de O. I. Blinnikova, 1993), que se reflecte no Quadro 4.2.

Quadro 4.2

Avaliação pelo grau de prevalência e tipo de processo adesivo

(grupo principal n =111)

Tipo de aderências	A prevalência do processo adesivo O. I. Blinnikov (1993)					
	1 grau	2 grau	3 grau	4 grau	Total	
					Abs	%
Planar	-	13	19	1	33	29.8%
Com fio	-	onze	33	5	49	44.1%
Caixa de enchimento	-	12	15	2	29	26.1%
Total	-	36	67	8	111	100.0

Como se pode ver na tabela, nas nossas observações, o facto da presença de aderências em forma de cordão 44,1% e a sua combinação foram mais frequentemente declarados.

Após a excisão das aderências, verificar visualmente a restauração da passagem do intestino. A operação termina com uma revisão de controlo repetida do intestino na direção caudal-craniana até ao ligamento de Treitz. Depois de se certificar de que todos os obstáculos ao trânsito do conteúdo intestinal foram eliminados, a cavidade abdominal é lavada com uma solução ozonizada para limpar a água, o líquido residual é evacuado com uma sucção eléctrica, é verificada a hemostase e, em seguida, a cavidade abdominal é novamente irrigada com FLM. Além disso, o andar superior da cavidade abdominal é drenado com um tubo de drenagem fino para a introdução de FLM e antibióticos. A pequena pélvis é drenada através do trocarte inferior para escoamento livre do líquido acumulado.

Ao comparar os indicadores de análises coagulológicas em pacientes com o uso de FLM durante a adesiólise laparotómica e laparoscópica, observou-se uma clara diferença em relação aos indicadores de hemostasia em intervenções tradicionais sem o uso de FLM. Apesar da utilização da MLF, durante a adesiólise laparotómica, verificou-se hipercoagulação durante a operação em 164,8 ± 1,6 segundos e, durante a intervenção laparoscópica, verificou-se normocoagulação em 212 ± 1,8 segundos (P<0,05). No primeiro dia e nos dias seguintes após a operação, observou-se hipocoagulação no grupo de controlo e nas crianças observadas, no grupo principal hipocoagulação moderada (313 ± 3,4 seg. e 226 ± 3,8 seg., respetivamente) (Tabela 4.1).

Observámos diferenças semelhantes no estudo da concentração de fibrinogénio. No grupo de controlo, no primeiro dia após a operação, a concentração de fibrinogénio no sangue era de 4,82±0,4 g/l, e no grupo principal era de 4,02±0,2 g/l (P<0,05), (normal 2, 0-4,0g/l).

O aumento da concentração de fibrinogénio no grupo de controlo foi acompanhado pela inibição do processo de fibrinólise; no grupo principal (com a utilização de FLM), a atividade fibrinolítica do sangue estava dentro dos valores normais.

Assim, as alterações inflamatórias pronunciadas na cavidade abdominal provocam uma violação acentuada do estado funcional dos sistemas e órgãos vitais e dos parâmetros do coagulograma, expressa por hiperfibrinogenemia e inibição da fibrinólise.

Estes dados atestam mais uma vez a necessidade de poupar intervenções cirúrgicas com o objetivo de prevenir precocemente a ADAC. A FLM dissolve os fios de fibrina, normaliza a fibrinólise, impedindo assim a formação de um fundo favorável ao processo adesivo.

Para a prevenção precoce do processo adesivo na cavidade abdominal, é necessário realizar uma intervenção cirúrgica laparoscópica menos traumática, bem como corrigir a concentração de fibrinogénio e a atividade fibrinolítica do sangue, com a introdução de FLM, que impede o desenvolvimento do processo adesivo na cavidade abdominal.

4.2 Os nossos resultados da adesiolise laparoscópica no pós-operatório imediato.

No pós-operatório imediato, nas crianças operadas por adesiólise laparoscópica, a atividade física dos doentes foi restabelecida várias vezes mais rapidamente do que no grupo de controlo. Em particular, já um dia depois, a grande maioria dos doentes estava sentada na cama, movimentava-se na unidade de cuidados intensivos e tomava conta de si própria, quando os doentes operados pelo método tradicional começaram a tornar-se mais activos, no máximo, 3-4 dias após a operação. A alimentação dos doentes submetidos a adesiólise laparoscópica foi iniciada após as primeiras 6-12 horas após a operação.

Como se pode ver na tabela 4.3, não há diferenças significativas entre os dois primeiros grupos de doentes de controlo comparados. Foram observadas diferenças significativas (P<0,05) em termos de atividade física, alimentação e permanência do doente no DRIC e no tratamento geral de internamento no grupo de doentes operados por laparoscopia, o que mais uma vez confirma a eficácia das tácticas escolhidas para o tratamento cirúrgico e a gestão de doentes com OAAI.

Quadro 4.3

Características comparativas da restauração da atividade física

doentes após tratamento cirúrgico nos grupos comparados

Observações pós-operatórias	Métodos operatórios de tratamento de AAIO		
	Adesiolise por laparotomia sem FLM (n = 20)	Adesiolise por laparotomia + FLM (n= 29)	Adesiolise laparoscópica + FLM (n =111)
Duração da cirurgia (min)	114.2±8.4	105.6±4.6	60.2±0.9**
Ativação física do doente (dias)	5.6±0.6	4.0±0.8	1.6±0.3**
Alimentação em (hora)	48-72	48-72	6-10***
Duração do internamento no DRIC (dias)	4.5±0.1	3.5±0.14	1.5±0.02**
Duração do período de tratamento hospitalar, dias de cama	10.4±1.2	8.2±0.8	6.0±0.5*

Nota: * - as diferenças em relação aos dados do grupo 1 são significativas (* - P <0,05, ** - P <0,01, *** - P <0,001), ^ - as diferenças em relação aos dados do grupo 1 são significativas (^ - P <0,05, ^^ - P <0,01, ^^^ - P <0,001)

Após a intervenção laparoscópica, os pacientes não tiveram complicações da ferida pós-operatória (supuração, divergência de suturas, fístulas de ligadura, etc.). O tempo de hospitalização dos pacientes foi significativamente reduzido (1,36 vezes).

No período pós-operatório, o lugar mais importante é dado à ativação precoce dos doentes e à restauração da motilidade intestinal.

Uma avaliação comparativa dos resultados do tratamento da OAAI em três grupos de doentes (ver Quadro 4.4) prova de forma convincente a continuidade e a eficácia das tácticas propostas para o tratamento da OAAI em crianças.

Quadro 4.4

Avaliação comparativa dos resultados imediatos e a longo prazo do tratamento cirúrgico da OIAA nos grupos de doentes comparados

Complicações pós-operatórias	Método e tácticas operacionais		
	Adesiolise por laparotomia sem FLM (n = 20)	Laparotomia adesiólise + FLM (n=29)	Adesiolise laparoscópica + FLM (n= 111)
Supuração da ferida cirúrgica	3 (15%)	4 (13.7%)	-
Divergência de costuras, fístulas de ligadura	3 (15%)	2 (6.9%)	-
Paresia do intestino 1-2 graus	14(70%)	3(10.3%)	-
Paresia do intestino 2-3 graus	5 (25%)	2(6.9%)*	-
Paresia do intestino de 4 graus	2 (10%)	-	-
AAIO precoce	(15%)	-	-
AAIO tardia	2 (10%)	2 (6.9%)	2 (1.8%)
Recuperação da atividade física (dias)	4.2±0.9	4.0±0.8	1.6±0.2***

Nota:　* - as diferenças em relação aos dados do grupo 1 são significativas (*** - P <0,001), ^ - as diferenças em relação aos dados do grupo 1 são significativas (^^- P <0,01, ^^^ - P <0,001)

A tabela mostra a eficácia da adesiólise laparoscópica no contexto da irrigação da cavidade abdominal com FLM, o que não só reduz o número de complicações, como também restabelece a atividade física mais rapidamente.

A eficácia médica e social do programa de tratamento desenvolvido deve-se a: 1) redução do tempo de permanência dos pacientes no hospital, em 1,36 vezes; 2) diminuição da frequência de internações repetidas de 36,8% para 7,9%.

Com base nas nossas observações, chegámos à seguinte conclusão: a adesiólise laparoscópica com FLM é um método patogeneticamente menos traumático que desempenha um papel importante na prevenção precoce das aderências na cavidade abdominal; uma iluminação excelente, uma visualização clara dos órgãos na cavidade abdominal e das suas alterações permite determinar claramente o tipo de aderências e escolher as tácticas de tratamento necessárias.

Com base nas nossas observações, ficámos convencidos de que a prevenção precoce das aderências na cavidade abdominal deve ser iniciada no intra-operatório e continuada no período pós-operatório precoce. É necessário aumentar a atividade fibrinolítica do sangue, reduzir a concentração de fibrinogénio sob o controlo das alterações coagulógicas no sangue, o que é facilitado pela FLM .

A análise do tratamento cirúrgico tradicional e minimamente invasivo de doentes com OIAA deu-nos a oportunidade de desenvolver uma tática específica para medidas preventivas da doença adesiva em crianças.

Estas tácticas de adesiólise laparoscópica endovisual permitem, no período pós-operatório imediato, contrariar eficazmente a recorrência do processo adesivo na cavidade abdominal.

Não é de somenos importância o bem-estar do doente no período pós-operatório precoce, a qualidade de vida do doente e um bom efeito cosmético.

No grupo principal de doentes com a utilização de adesiólise laparoscópica e FLM, não se observou em nenhum caso supuração da ferida pós-operatória, processos inflamatórios purulentos intra-abdominais com falha da sutura da ferida. Reduziu significativamente o tempo de permanência do doente no hospital no período pós-operatório - em 6,0±0,5 k/dias.

De acordo com as nossas observações, a recuperação da atividade física dos doentes após adesiólise laparoscópica com a utilização de FLM no pós-operatório imediato é cerca de 3,5 vezes mais rápida (5,6±0,6 e 1,6±0,3, respetivamente).

A lesão significativa do peritoneu parietal e visceral causada pela laparotomia, em combinação com a sua inflamação, na IAAO, contribui para a recorrência da formação de aderências! O acesso laparoscópico minimiza estes processos negativos tanto quanto possível. A utilização da cobertura serosa mais poupada do intestino e da cápsula dos órgãos parenquimatosos de técnica pouco traumática (com a utilização de FLM intra-operatória) é um dos principais componentes da prevenção da SB.

Assim, de acordo com os resultados do nosso estudo, a utilização da adesiólise videolaparoscópica em combinação com uma barreira anti-aderente FLM foi bem sucedida em 92,7% dos casos, em 12 (10,8%) casos, devido a dificuldades técnicas, foi efectuada a conversão, as tácticas cirúrgicas tradicionais para o tratamento da OIAA, em 2 casos (1,8%), a doença recidivou a longo prazo e foi efectuada uma nova adesiólise laparoscópica.

Com base no estudo, desenvolvemos um algoritmo para o tratamento e a prevenção precoce da recorrência de OAAI em crianças, que se divide em 3 fases (medidas pré-operatórias, intra-operatórias e pós-operatórias). Cada fase é dividida em subfases.

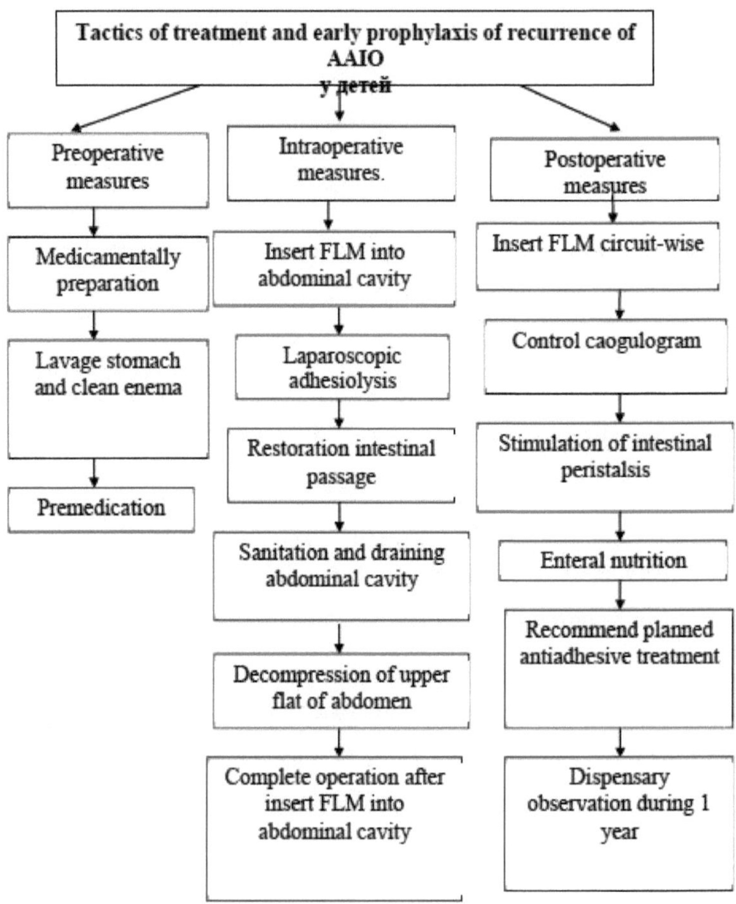

Fig.4.9. Algoritmo recomendado para a gestão de doentes com IAAO antes, durante e no período pós-operatório com base nos estudos.

A técnica laparoscópica de adesiólise, em comparação com a tradicional, permite um tratamento delicado dos tecidos e minimiza o trauma cirúrgico, o que é impossível de conseguir com as intervenções tradicionais. O que precede constitui uma prevenção eficaz do processo adesivo no futuro.

Assim, de acordo com os resultados do nosso estudo, a utilização da adesiólise vídeo-laparoscópica minimamente invasiva e da barreira anti-aderente FLM permite contrariar eficazmente o desenvolvimento de aderências na cavidade abdominal no pós-operatório imediato.

No final da nossa investigação, chegámos à seguinte conclusão: a doença **adesiva** continua a ser um problema urgente na cirurgia moderna. Os problemas de tratamento da doença adesiva foram abordados pelos cirurgiões no final do século XVIII. René Leriche chamou à doença adesiva pós-operatória do peritoneu "um terrível flagelo da cirurgia abdominal". Apesar dos progressos modernos da ciência médica, o problema do processo adesivo pós-operatório da cavidade abdominal (APAC) e da doença adesiva do peritoneu (ADP) continua a ser um dos problemas urgentes da cirurgia geral [Adamyan L.V., Kozachenko A.V., Kondratovich L.M. , Bezhin A.I., Lipatov V.A., Grigoryan V.V.]. A principal razão para o desenvolvimento de aderências após a cirurgia é a lesão do mesotélio peritoneal. O número de pacientes que sofrem de ADP continua a aumentar proporcionalmente ao número de intervenções cirúrgicas, e as complicações adesivas ocupam um dos primeiros lugares na estrutura da mortalidade pós-operatória [Adamyan L.V., Kozachenko A.V., Kondratovich L.M. , Beburishvili A.G., Mikhin I. V., Vorobyov A. A, Lebedev A.G., Pakhomova N., Uteshev A] . Ao mesmo tempo, muitas questões sobre a patogénese da doença adesiva do peritoneu, o seu prognóstico, prevenção e tácticas de tratamento permanecem controversas [Aliev S. R. Arutyunyan D. Yu, Grechkina I. A., Dvoretskaya Yu. M, Saribeyoglu K. , Pekmezci S. , Korman U. _ et al]. De acordo com a Sociedade Internacional de Adesão (International Adhesion Society, 2001), cerca de 1% dos doentes previamente operados são tratados anualmente em departamentos cirúrgicos por doença adesiva, 50-75% desta categoria de doentes desenvolvem obstrução intestinal com elevada mortalidade. O tratamento conservador da doença adesiva é ineficaz e, após as intervenções cirúrgicas tradicionais, observam-se recidivas de 32 a 71%. Neste sentido, decidimos analisar e rastrear os mecanismos patogénicos - de coagulação - da formação de aderências. Com base nos resultados obtidos, desenvolver uma abordagem integrada para a prevenção precoce da DA, tendo em conta os factores etiopatogenéticos da formação de aderências.

Melhorar os resultados do tratamento da doença adesiva em crianças através da prevenção precoce e da otimização das tácticas de adesiólise cirúrgica.

A este respeito, estabelecemos as seguintes metas e objectivos:

1. Efetuar uma análise retrospetiva das intervenções cirúrgicas para doenças inflamatórias dos órgãos abdominais em crianças complicadas por doença adesiva.

2. Estudar os mecanismos do desenvolvimento do processo adesivo na cavidade abdominal durante e após intervenções cirúrgicas de acordo com os dados das alterações coagulológicas no sangue em crianças com AAIO.

3. Desenvolver um conjunto de medidas destinadas à prevenção precoce de aderências na cavidade abdominal em crianças.

4. Efetuar uma avaliação comparativa da eficácia entre o "método aberto" tradicional e a adesiólise laparoscópica no contexto da FLM na doença adesiva em crianças, com base na qual será desenvolvido um algoritmo para o tratamento de crianças com AAIO.

O trabalho baseou-se na observação clínica de 233 crianças com idades compreendidas entre os 6 meses e os 17 anos, com o diagnóstico de OIAA, que estiveram internadas na (RSPCMI e ESCH) no período de 1996 a 2020, sendo 133 rapazes e 100 raparigas.

Em ambos os grupos, até 50% dos casos, os doentes foram admitidos no prazo de 1 a 72 horas após o início da doença. Cerca de 30% dos doentes foram admitidos nas primeiras 12 horas após o início da doença. Ao estudar a catamnese deste grupo de doentes, verificou-se que, após terem sido submetidos a uma intervenção cirúrgica nos órgãos abdominais, a complicação da doença adesiva ocorreu após uma média de 15,1 ± 4,8 meses. Uma análise da história clínica do grupo de controlo de doentes mostrou que o gatilho para o desenvolvimento de aderências na cavidade abdominal são as operações realizadas para a apendicite destrutiva; em primeiro lugar, devido a alterações inflamatórias pronunciadas na cavidade abdominal, manuseamento grosseiro dos tecidos do peritoneu e dos órgãos ocos, em segundo lugar, devido à deserorização do intestino e, em terceiro lugar, quando se utilizam tupfers e várias soluções anti-sépticas na cavidade abdominal, especialmente localmente no canto ileocecal.

Em função do momento das operações efectuadas, os doentes foram distribuídos de acordo com a classificação de SB Bairova G.A. (1994). Na grande maioria dos casos, encontrámos uma obstrução intestinal adesiva tardia (70,6%), a causa mais frequente, que se constituía mais frequentemente por aderências múltiplas ou simples e densas em forma de cordão.

122 dos 233 doentes foram internados no Centro Republicano Científico e Prático de Cirurgia Minimamente Invasiva e Endovisual da Criança no período de 1996 a 2020). Constituíram o primeiro grupo de análise retrospetiva - o grupo de controlo, que, dependendo do resultado do tratamento, foi por sua vez condicionalmente dividido em dois subgrupos: conservadoramente e cirurgicamente curado. O primeiro

subgrupo é constituído por 73 (59,8%) doentes nos quais os sintomas de AAIO foram interrompidos por terapia conservadora, o segundo subgrupo é constituído por 49 (40,2%) doentes nos quais a terapia conservadora foi ineficaz, foram submetidos a laparotomia (método aberto), desbridamento por adesiólise e drenagem da cavidade abdominal com (FLM) e sem ela. O grupo de observações próprias - o grupo principal era constituído por 111 doentes (2006-2020), que foram submetidos a adesiólise laparoscópica com FLM.

Esta divisão está associada a várias abordagens tácticas ao tratamento cirúrgico, o que está associado à melhoria das medidas terapêuticas e de diagnóstico da OIAA.

O quadro clínico da OIAA foi mais frequentemente caracterizado por dores agudas, difusas e paroxísticas no abdómen, vómitos, tensão dos músculos da parede abdominal anterior, ausência de fezes e gases e a presença de sintomas específicos da doença.

Todos os doentes foram submetidos a métodos de investigação de rotina: hemograma completo, urina, fezes e, se necessário, análises bioquímicas ao sangue.

Ao planear uma intervenção cirúrgica, foi efectuado um exame laboratorial completo; (grupo sanguíneo, fator Rh, estudos bioquímicos, coagulológicos), uma radiografia de levantamento dos órgãos abdominais (em duas projecções, direta e lateral), ultrassom em dinâmica e laparoscopia diagnóstica foram realizados. De acordo com as indicações, em casos pouco claros, foi utilizado um estudo contrastado do trato gastrointestinal com sulfato de bário. A permeabilidade do intestino delgado foi avaliada pelo tempo de chegada do agente de contraste ao intestino grosso. As radiografias de controlo foram realizadas após 3, 6, 9 e, de acordo com as indicações, especialmente na forma subaguda de OIAA, após 12, 18 horas e, em alguns casos, até mais tarde.

Os sinais característicos da AAIO eram (taças de Kloyber, pneumatose intestinal, "arcos", espessamento das pregas de Kerking, etc.), que são normalmente detectados após algumas horas do início da doença.

Outra indicação para o estudo de contraste de raios X foi a necessidade de uma avaliação objetiva da eficácia da nossa terapia conservadora. O tratamento foi considerado eficaz no alívio dos sintomas de OAAI, melhorando a condição do doente com um estudo de contraste de raios X confirmado. A manutenção dos sinais radiográficos e clínicos de OAAI durante 2-4 horas após o tratamento conservador foi uma indicação para uma intervenção cirúrgica de emergência.

Em 73 (59,8%) doentes do grupo de controlo, após terapia conservadora, a obstrução intestinal foi resolvida, houve fezes, gases passaram e a dor abdominal parou. Após a restauração da passagem do intestino, foi prescrita a estes doentes uma terapia anti-aderente: injecções de lidase 64 UI im, eletroforese na parede abdominal anterior de iodeto de potássio, que alternava com lidase. Após o restabelecimento completo da passagem e da regularidade das fezes, o alívio das dores abdominais e a melhoria do estado geral, os doentes receberam alta para tratamento ambulatório, tendo-lhes sido recomendado que continuassem a terapia anti-aderente, a terapia de exercício e a fisioterapia com cursos repetidos (com um intervalo de 2-3 meses), a observação do dispensário por um cirurgião pediátrico durante um ano.

Para esclarecer o efeito da operação e subsequente administração intraperitoneal de FLM na coagulação sanguínea, foram estudados os principais indicadores do coagulograma: - a contagem de plaquetas em esfregaços de sangue foi realizada de acordo com o método unificado de Fonio. O princípio do método baseia-se na contagem do número de plaquetas em esfregaços de sangue corados por 1000 eritrócitos por 1 μl (ou 1 litro) de sangue, com base no conteúdo de eritrócitos neste volume, tempo de coagulação do sangue de acordo com Fonio e Lee-White, tempo de recalcificação do plasma de acordo com Bertertoff e Rock, tolerância à heparina do plasma de acordo com Sigg. O índice de protrombina de acordo com Quick, a quantidade de fibrina e fibrinogénio de acordo com Rutberg , a atividade fibrinolítica do sangue, o tempo de lise dos coágulos de euglobulina (método unificado) foram realizados de acordo com o método de Kovalsky, Kopek e Niverovsky. Os mesmos indicadores foram estudados em dinâmica - antes da operação, 5-6 horas após a sua conclusão e administração do medicamento, um dia depois, em 4-5 dias e 10-12 dias depois.

Em 49 (40,2%) doentes do grupo de controlo com OAAI, as medidas conservadoras não foram eficazes. Todos estes doentes foram submetidos a laparotomia - adesiolise, saneamento e drenagem da cavidade abdominal. Em 29 (59,2%) dos 49 doentes, a FLM foi injectada intra-operatoriamente na cavidade abdominal em grandes quantidades; crianças com menos de 3 anos 65-70 ml, 3-7 anos 100 ml, 7-15 anos 200 ml. (grupo de comparação), em 17 crianças (46,8%) a FLM não foi utilizada (grupo de controlo).

Todos os doentes foram submetidos a uma terapêutica destinada a corrigir os distúrbios da hemostase para evitar complicações intra-operatórias, bem como complicações precoces e tardias associadas à falha de compensação durante as operações e devido à ocorrência de alterações irreversíveis nos órgãos.

Volume e conteúdo do tratamento conservador e pré-operatório;

• com sinais pronunciados de desidratação, terapia de infusão de desidratação-detoxificação;

• eliminação da hipertensão do intestino superior - sondagem nasogastroduodenal - aspiração constante do conteúdo gástrico;

• clister de sifão, para esvaziar o intestino distal;

- a introdução de ganglobloqueadores, adrenolíticos, anti-histamínicos, antiespasmódicos e analgésicos não narcóticos;
- restauração do volume sanguíneo periférico;

As medidas conservadoras para a OAAI duravam 2-4 horas, mas não mais de 6 horas; a ineficácia da terapia conservadora era uma indicação para a intervenção cirúrgica.

É de salientar que, na maioria dos casos, os doentes operados apresentavam combinações de diferentes tipos de aderências. Não faz sentido identificar estritamente o tipo específico de aderência, mas é outra questão quando se trata de aderências que comprimem o lúmen intestinal e perturbam o trânsito intestinal.

O estudo do tempo de tromboplastina parcial activada (TTPA) mostrou que, antes da cirurgia, não havia diferenças significativas nos dois grupos de doentes. A hipercoagulabilidade foi observada durante a operação no grupo de controlo. No grupo principal, no qual foi administrado FLM, não se observaram diferenças significativas em relação à norma no coagulograma.

Assim, os resultados do tratamento tradicional do processo adesivo no grupo de controlo de pacientes confirmam mais uma vez a relevância do problema, que ainda está longe de ser resolvido.

No pós-operatório do grupo de controlo, a hipercoagulação persistiu durante 5 dias e a normocoagulação ocorreu gradualmente nos dias 6-7. No grupo de comparação (caso 29), em que a MLF foi introduzida na cavidade abdominal, registou-se hipocoagulação moderada apenas no terceiro dia, tendo a normocoagulação sido restabelecida nos dias 5-7. Estes indicadores indicam que a introdução de FLM na cavidade abdominal não provoca uma hipocoagulação grave, que poderia ser a causa da hemorragia. A mistura, lavando as alças intestinais, entra na pequena pélvis e é evacuada da cavidade abdominal através do tubo de drenagem, que está localizado na pequena pélvis.

A introdução de FLM na cavidade abdominal afectou significativamente a coagulação sanguínea. No grupo principal de doentes, no primeiro dia e nos dias seguintes, a coagulação sanguínea foi de 16,0 ± 2,4 seg. e 192,4 ± 3,2 seg., estes valores confirmam os dados APTT.

Nos doentes que não receberam FLM, observou-se uma hipercoagulação acentuada, que persistiu até 5 dias e a coagulação sanguínea foi, em média, de 154,6 ± 2,6 segundos, tendo-se depois registado uma normocoagulação. No 1.º dia após a operação, nos doentes que não receberam FLM, a coagulação do sangue foi igual a uma média de 124,6 ± 2,2 segundos, após a administração de FLM-169,2 ± 2,4 segundos (normalmente 188,4 ± 16,3 segundos). Estes indicadores indicam que a FLM afecta favoravelmente a hemostase dos tecidos, impedindo a formação de fibrina.

Sabe-se que o fibrinogénio desempenha um papel especial na formação de aderências. Com um aumento da concentração de fibrinogénio, a fibrinólise dos tecidos diminui drasticamente, ou seja, os processos de proteólise e a atividade fibrinolítica do sangue.

Nos doentes do grupo de controlo e do grupo principal, antes da cirurgia, a concentração de fibrinogénio no sangue encontrava-se dentro do limite superior do normal, sendo de 4,0 ± 0,3 g/l (normalmente de 2,0 a 4,0 g/l) (média de 2,2±0,4 g/l). O aumento da concentração de fibrinogénio é uma resposta ao processo inflamatório na cavidade abdominal e à cirurgia.

Durante a operação, a concentração de fibrinogénio aumentou em todos os doentes: no grupo de controlo até 5,9±1,8 g/l, no grupo principal (com a utilização de FLM) até 4,1±2,1 g/l (P>0,05). No primeiro dia após a operação, verificou-se um aumento da concentração de fibrinogénio nos doentes do grupo de controlo até 8,8±0,6 g/l, e no grupo principal - 4,8±0,3 g/l (P<0,001). Na dinâmica do período pós-operatório no grupo de doentes sem o uso de FLM, a concentração de fibrinogénio permaneceu elevada durante 7 dias (4,6±0,2 g/l). Esses dados indicam que, nos pacientes do grupo controle (sem uso de FLM), a concentração de fibrinogênio permaneceu elevada nos próximos dias, o que criou condições favoráveis para o desenvolvimento do processo adesivo.

Com a introdução da FLM, observou-se um quadro diferente. No primeiro dia após a cirurgia, a concentração de fibrinogénio no grupo de controlo era de 8,8±0,6 g/l, e no grupo principal era de 4,8±0,3 g/l (P<0,001).

A análise mostrou que em todas as crianças o processo adesivo é formado de forma diferente. Em algumas, o processo adesivo não é expresso, noutras é expresso ativamente. Verificámos que, nos doentes com tendência para aderências, a atividade fibrinolítica do sangue estava fortemente suprimida.

Antes da cirurgia, a atividade fibrinolítica do sangue nos doentes de ambos os grupos era de 172,4±8,6 e 175,2±6,6 segundos (P>0,05), respetivamente. Durante a operação, no contexto de um aumento da concentração de fibrinogénio, observou-se uma inibição da atividade fibrinolítica do sangue: nos doentes do grupo de controlo, até 286,2±9,4 segundos, e até 204,2±4,6 segundos (P<0,001) no grupo principal, ou seja, nos doentes do grupo de controlo, a inibição da fibrinólise foi mais pronunciada.

Realização de actividades no período pós-operatório:

- terapia antibiótica empírica;
- regulação e correção da microcirculação e dos distúrbios hemodinâmicos;

- anestesia;

- terapia anti-hipóxica;

- terapia de desintoxicação;

- terapia sintomática.

- prevenção e tratamento da paresia intestinal;

- prevenção da formação de aderências com a introdução de FLM;

No período pós-operatório, a atividade fibrinolítica do sangue permaneceu deprimida nos doentes do grupo de controlo. E no grupo principal, no contexto da introdução da FLM, não houve inibição significativa da fibrinólise. Nos pacientes do grupo de controlo, a normalização gradual da fibrinólise foi observada apenas no 5º dia e nos dias subsequentes. A normalização da atividade fibrinolítica do sangue sob a influência da FLM nos doentes do grupo de comparação foi observada com a introdução da FLM antes do início da intervenção cirúrgica ativa, o que ajudou a evitar a conversão do fibrinogénio em fibrina, ou seja, serviu como uma prevenção precoce do processo adesivo.

Durante a operação, a inibição da retração do coágulo sanguíneo em comparação com a norma não foi acentuada em ambos os grupos de doentes. No primeiro dia após a operação, verificou-se uma inibição significativa da retração do coágulo sanguíneo nos doentes do grupo de controlo e, no grupo de comparação (que recebeu FLM), não se verificou qualquer inibição da retração do coágulo sanguíneo nos dias seguintes à operação. No grupo de controlo, a normalização da retração do coágulo sanguíneo foi observada no sétimo dia após a operação, a hipercoagulação persistiu e no grupo principal de doentes foi observada uma hipocoagulação moderada, especialmente no primeiro e terceiro dias sob a influência da MLF. A diminuição da tolerância plasmática à heparina no final do primeiro e no início do terceiro dia foi de 15,3±0,30 e 13,20±0,35 min. respetivamente (P <0,001), indicando a presença de hipocoagulação moderada.

Em ambos os grupos de doentes, durante e após a operação, nos dias seguintes, verificou-se um aumento do processo de desprendimento de plaquetas com um quadro de trombocitose, a introdução de FLM não afectou o número de plaquetas. Aparentemente, a FLM afecta o estado funcional das plaquetas, pelo que se verificou uma hipocoagulação moderada ao 5º dia. Este facto é comprovado pelos dados do APTT e pela tolerância do plasma à heparina.

Os indicadores do índice de protrombina indicam a presença de um quadro de hipercoagulabilidade no grupo de controlo de doentes em que o índice de protrombina normaliza no final do 7º dia. Nos pacientes do grupo principal sob a influência da FLM, foram observados indicadores normais do índice de protrombina.

A análise das alterações coagulológicas mostrou que, durante e pela primeira vez três dias após a cirurgia, os doentes do grupo de controlo mantiveram uma hipercoagulabilidade pronunciada, que funciona como um mecanismo de proteção. O mesmo período é o mais favorável à recaída e ao desenvolvimento do processo adesivo.

Nos doentes do grupo principal, quando a MLF foi introduzida na cavidade abdominal nos primeiros três dias do período pós-operatório, observou-se uma hipocoagulação moderada, o que ajudou a evitar a formação de aderências.

Assim, o FLM não só ativa a fibrinólise, como também impede a conversão do fibrinogénio em fibrina, que é o principal fator patogénico no desenvolvimento do processo adesivo. Além disso, devido à aplicação tópica, o FLM não causa uma hipocoagulação pronunciada, apenas com um aumento da dose e da frequência de administração, é possível uma ligeira hipocoagulação, que não causa hemorragias e outras complicações.

Dos 20 doentes do grupo de controlo (sem a utilização de FLM), observou-se recidiva e sintomas de AAIO precoce em 7 (35%), a terapêutica conservadora não surtiu o efeito desejado, pelo que foram submetidos a relaparotomia tradicional. No grupo de comparação (com a utilização de MLF) (2 9 doentes), a recidiva da doença adesiva ocorreu em 4 (13,8%).

Dada a eficácia da terapia anti-aderente precoce, prescrevemos uma terapia anti-aderente planeada após a resolução da passagem intestinal. Serviu como um método de preparação pré-operatória para a laparotomia e poupou a adesiólise.

Também é importante ressaltar a alteração na hemostasia plaquetária. Quando comparados em doentes do grupo de controlo, ocorrem também alterações semelhantes com o quadro de trombocitose, no grupo comparativo de um grau menos pronunciado. As mesmas alterações ocorrem nos indicadores do índice de protrombina. Nos pacientes do grupo de comparação, ao usar FLM, o índice de protrombina estava dentro da faixa normal.

Os factores de coagulação e de hemostase plaquetária por nós estudados revelaram algumas questões relacionadas com a patogénese do processo adesivo. Estes estudos mostraram o importante papel da coagulação na hemostase, especialmente a concentração de fibrinogénio e a atividade fibrinolítica do sangue.

Os resultados das características comparativas das alterações coagulológicas no sangue dos doentes estudados permitem fundamentar a necessidade e a sucessão da utilização da FLM para efeitos de prevenção precoce do processo adesivo.

Entre 2005 e 2020, no Centro Republicano Científico e Prático de Cirurgia Minimamente Invasiva e Endovascular da Criança, realizámos adesiólise laparoscópica em 233 doentes com idades compreendidas entre os 3 e os 17 anos. Destes, 111 são doentes inicialmente internados e 22 são doentes readmitidos no grupo de controlo com clínica de AAIO recorrente, 11 deles tiveram alta prévia após alívio conservador dos sintomas de AD e 11 doentes foram previamente operados por laparotomia tradicional por AAIO (4 doentes com FLM e 7 sem FLM).

Todos os doentes do grupo principal foram previamente operados, em 89 (80,1%) casos foi efectuada inicialmente uma apendicectomia, peritonite apendicular 15 (13,6%), 2 (1,8%) crianças foram operadas a uma lesão fechada dos órgãos abdominais, foi efectuada hernioplastia em 2 doentes (1,8%).

Todos os doentes foram submetidos a uma laparoscopia diagnóstica e a uma adesiólise laparoscópica. Após a insuflação de óxido nitroso na cavidade abdominal, procedeu-se à inspeção da cavidade abdominal, ao esclarecimento da presença de factores de obstrução (aderências: em cordão, em fita, membranosas, planas, etc.). intersecções rombas e agudas seguidas de coagulação mono ou bipolar.

Em 67 (60,3%) dos 111 doentes, a separação das aderências entre a ferida pós-operatória e o omento não foi difícil. Nos restantes 11 (9,9%), durante a separação das aderências inter-intestinais, verificou-se o seguinte: aderências planares em -1 doente, em - 5, visualizou-se um quadro de processo inflamatório acentuado na parede intestinal com perturbações da microcirculação. Em 19 (17,1%) crianças, verificou-se um processo adesivo difuso, ocupando 2/3 da cavidade abdominal, tendo sido visualizado um conglomerado de alças intestinais com múltiplas áreas de compressão do lúmen intestinal (3-4 graus de prevalência de aderência). Devido a dificuldades técnicas, a massividade do processo adesivo múltiplo em - 2 (4,9%) casos, foi decidido efetuar uma conversão - laparotomia, revisão, dissecção das aderências que deformavam o lúmen intestinal, separação das alças intestinais, drenagem da cavidade abdominal.

Independentemente das aderências (com exceção das aderências soltas) que provocaram o encarceramento do intestino, quer se trate de aderências planas, omentais ou múltiplas, o princípio da adesiólise laparoscópica operatória consistiu em separar ou extirpar as aderências de consistência densa entre duas zonas coaguladas de tecido colagénio. Neste contexto, pensamos que não é necessário interpretar a adesiólise laparoscópica de cada forma individual de aderências. No caso de aderências omentais, a coagulação e a ressecção do omento foram realizadas adicionalmente dentro de tecido saudável.

Foram observadas diferenças significativas (P<0,05) em termos de atividade física, de alimentação e de permanência do doente no DRIC e no internamento geral no grupo principal de doentes, o que mais uma vez confirma a progressividade das tácticas escolhidas para o tratamento cirúrgico e a gestão dos doentes com OIAA.

Em particular, já um dia depois, a grande maioria dos doentes operados por laparoscopia sentava-se na cama, movia-se de forma independente na unidade de cuidados intensivos e servia-se a si própria, enquanto as crianças operadas pelo método tradicional se tornavam mais activas no máximo 3-4 dias após a operação. A alimentação dos doentes submetidos a adesiólise laparoscópica começou após as primeiras 6-12 horas após a operação.

Após a intervenção laparoscópica, as complicações da ferida pós-operatória (supuração, divergência de suturas, fístulas de ligadura, etc.) estão completamente ausentes. A duração da estadia do paciente no hospital foi significativamente reduzida (1,36 vezes).

Uma avaliação comparativa dos resultados do tratamento da OAAI nos grupos de doentes comparados prova de forma convincente a continuidade e a progressividade das nossas tácticas propostas para o tratamento da OAAI em crianças.

A eficácia médica e social do programa de tratamento desenvolvido deve-se a: 1) redução do tempo de permanência dos pacientes em quase 1,36 vezes, restauração da atividade física em 2,6 vezes; 2) uma diminuição da frequência de hospitalizações repetidas de 36,8% para 7,5%.

Com base nas nossas observações, chegámos à seguinte conclusão. A adesiólise laparoscópica com FLM é o método mais minimamente traumático e patogeneticamente comprovado, que desempenha um papel importante na prevenção precoce de aderências na cavidade abdominal. De acordo com os resultados do nosso estudo, a utilização da adesiólise videolaparoscópica em combinação com a administração anti-aderente de FLM foi bem sucedida em 92,7% dos casos, nos restantes 4,9% foi efectuada uma conversão, as tácticas cirúrgicas tradicionais para o tratamento da OAAI, em 1 (2,4%) caso, adesiólise laparoscópica repetida.

Estas tácticas de adesiólise endovisual permitem, no período pós-operatório imediato, contrariar eficazmente a recorrência do processo adesivo na cavidade abdominal. Tem um valor importante para a qualidade de vida do paciente, tem um bom efeito cosmético.

O número total de complicações pós-operatórias no grupo principal de pacientes com a utilização de adesiolise laparoscópica e FLM diminuiu 2,6 vezes. A supuração da ferida pós-operatória, os processos inflamatórios purulentos intra-abdominais com insolvência das suturas da ferida não foram observados em nenhum caso.

A recorrência de aderências foi observada em 1 (2,4%) caso, ou seja, os casos de aderências recorrentes diminuíram 3,3 vezes.

Assim, de acordo com os resultados do nosso estudo, a utilização da administração anti-adesão de uma barreira FLM em combinação com a adesiólise videolaparoscópica minimamente invasiva permite contrariar eficazmente o processo adesivo na cavidade abdominal desde o início das intervenções cirúrgicas e no pós-operatório imediato.

CONCLUSÃO

Com base na nossa investigação, chegámos às seguintes conclusões:

1. Um dos principais factores de risco etiológico para o desenvolvimento da doença adesiva e das suas complicações é a natureza traumática da cirurgia primária "aberta" tradicional para doenças inflamatórias da cavidade abdominal e a falta de meios eficazes de prevenção precoce intra-operatória de aderências na cavidade abdominal em crianças.

2. Ao realizar intervenções cirúrgicas na cavidade abdominal, é necessário controlar a concentração de fibrinogénio, da qual depende a atividade do processo de fibrinólise, que é um dos elos reguladores na patogénese da doença adesiva em crianças.

3. A adesiólise laparoscópica com irrigação dos órgãos abdominais com FLM normaliza os processos de fibrinólise e a concentração de fibrinogénio, reduz eficazmente a probabilidade de formação de aderências no pós-operatório e é um método de prevenção precoce da doença adesiva em crianças.

4. A utilização do algoritmo desenvolvido para o tratamento cirúrgico da OIAA em crianças permite reduzir o risco de formação de novas aderências, reduzir a recorrência em 3,3 vezes, reduzir o tempo de intervenção cirúrgica, restaurar precocemente a atividade física do doente, reduzir a duração do tratamento hospitalar em 1,6 vezes, melhorar a qualidade de vida e obter um bom resultado cosmético. Efeitos.

AS NOSSAS RECOMENDAÇÕES PRÁTICAS

1. A adesiólise laparoscópica é o tratamento de escolha para AAIO e SB em crianças.

2. Em doentes com suspeita de OIAA ou da forma dolorosa da DA, recomendamos a utilização do algoritmo de tratamento por nós desenvolvido.

3. Na presença de um processo adesivo pronunciado na cavidade abdominal, é aconselhável dissecar apenas as aderências que são a causa da OIAA.

4. No início da adesiólise laparoscópica em crianças, a introdução de FLM é necessária para a prevenção precoce da doença adesiva.

LISTA DE LITERATURA UTILIZADA

1. Sopuev A.A., Ibraev D.Sh., Mamatov N.N., Abdiev A.Sh. Avaliação da influência de agentes anti-sépticos na formação do processo adesivo da cavidade abdominal // Boletim do KSMA com o nome de. I.K. Akhunbaev. Bishkek, 2016. No. 3.S. 80-82.

2. Sopuev A.A., Mamatov N.N., Kudayarov E.E., Ibraev D.Sh., Sydykov N.Zh. Análise da atividade de vários agentes antibacterianos na formação de aderências na cavidade abdominal. Vestnik KSMA im. I.K.Akhunbaeva. 2017. No. 4. P. 108-111.

3. Krutova V.A., Makarenko L.V., Avagimova O.V., Kravtsov I.I., Kravtsova N.A., Melkonyants T.G., Titova A.N., Tyutyunnikova N.S., Storozhuk A.P. Reabilitação de pacientes inférteis submetidos a tratamento cirúrgico de endometriose genital. *Boletim médico científico de Kuban.* 2012; 4:60-64. [Krutova VA, Makarenko LV, Avagimova OV, Kravtzov II, Kravtzova NA, Melkoniants TG, Titova AN, Tyutyunnikova NS, Storozhuk AP. A reabilitação de mulheres inférteis com endometriose genital externa após tratamento cirúrgico. *Kubanskiy nauchniy meditsinskiy vestnik.* 2012; 4:60-64. (Em russo)].

4. Mailova K.S., Osipova A.A., Korona R., Binda M., Konincks F., Adamyan L.V. Factores que afectam a formação de aderências durante operações laparoscópicas. *Declarações científicas. Série Medicina. Farmácia.* 2012;17(4):201-206. [mailova] KS , Osipova AA , Crown R , Binda M , Koninckx F , Adamian Lv . Faktory, vliyayushie na obrazovanie spaiek pri laparoskopicheskikh operatsiah. *Vedomosti científico. Seria Meditsina. farmacia.* 2012;17(4):201-206. (Em russo)].

5. Adamyan L.V., Kozachenko A.V., Kondratovich L.M. Aderências na cavidade abdominal: história do estudo, classificação,

patogénese // Problemas de reprodução. 2013.T. 19. No. 6. P. 7-13.

6. Dubrovina S.O. Processo de soldadura. Rostov n / a.: OO O "Empresa BOGRES", 2015. 76 p.

7. Alibaev A.K. /Diagnóstico e tratamento da obstrução intestinal adesivo-parética precoce em crianças: //Avtoref. dis. ... cand. mel. Ciências. - Ufa, 2008.

8. Aliyev S. R. / Uma abordagem integrada para o tratamento e prevenção da doença adesiva da cavidade abdominal: // Resumo da tese. dis. ... cand. mel. Ciências. - M., 2009.

9. Aliev S. R. Arutyunyan D. Yu. / Prevenção médica e cirúrgica da formação de aderências pós-operatórias: //Avtoref. dis. ... cand. mel. Sciences. - M., 2008.

10. Arutyunyan D. Yu., Matveev N. L. / Prevenção da formação de aderências pós-operatórias. // Endoscópio. hir. - 2007. - No. 1. - S. 108.

11. Bagnenko S. F., Sinenchenko G. I., Chupris F. G. /Diagnóstico e tratamento laparoscópico da obstrução adesiva aguda do intestino delgado //Vestn. hir. - 2009. - No. 2. - S. 27-30.

12. Baymakov S. R. / Prevenção da doença adesiva após cirurgia nos órgãos abdominais: // Resumo da tese. dis. ... cand. mel. Ciências. - Tashkent, 2001.

13. Baymakov S.R., Kayumov T.Kh. /Radiação infravermelha na prevenção da doença adesiva na peritonite. //Honey. Jornal do Uzbequistão. - 2000. - No. 5-6. - S. 20-22.

14. Baranov G. A., Karbovsky M. Yu. / Questões de segurança da adesiólise na síndrome abdominal adesiva. // Endoscópio. hir. - 2006. - No. 2. - S. 14.

15. Bezhin A.I., Lipatov V.A. /Método de prevenção da secagem interoperativa do peritoneu. // Problemas actuais da ecologia da medicina experimental e clínica: Materiais da 2ª Conf. científico-prática de Ros. -

Eagle, 2001. - S. 53-54.

16. Bezhin A.I., Lipatov V.A., Grigoryan V.V. /Seleção de um método para modelar a doença adesiva. // Problemas actuais da ecologia da medicina experimental e clínica: Materiais da 2ª Conf. científica-prática de Ros. - Eagle, 2001. - S. 52-53.

17. Beburishvili A.G., Vorobyov A.A., Mikhin I.V. and others /Ways to improve the safety of laparoscopic interventions in patients with adhesive intestinal obruction. /// Endoscope. hir. - 2005. - No. 2. - S. 16.

18. Beburishvili A. G., Mikhin I. V., Vorobyov A. A. A. Aderências assintomáticas da cavidade abdominal, tácticas cirúrgicas em operações laparoscópicas // Endoscópio. hir. - 2006. - No. 4. - S. 10.

19. Beburishvili A.G., Mikhin I.V., Vorobyov A.A., Kalmykova O.P. / Cirurgia laparoscópica para doença adesiva. // Cirurgia. - 2007. - No. 6. - S. 24.

20. Beburishvili A.G., Mikhin I.V., Vorobyov A.A. et al. /Modernos agentes de barreira anti-adesão na prevenção da recorrência de obstrução intestinal adesiva aguda // Endoscope. hir. - 2009. - No. 1. - S. 170.

21. Beburishvili A.G., Mikhin I.V., Vorobyov A.A. et al. /Tecnologias minimamente invasivas de diagnóstico no tratamento da doença adesiva dolorosa. // Vestn. hir. - 2004. - Volume 153, No. 2. - S. 38-40.

22. Belyaev M.K., Prokoshenko Yu.D. / Laparoscopia no diagnóstico e tratamento da obstrução intestinal adesiva em crianças. //Medicina em Kuzbass. -2007. - No. 1. - S. 20-21.

23. Bogdanovich A.V., Shilenok V.N., Kirpichenok L.N. /Correção da atividade proteolítica na obstrução intestinal adesiva aguda. // Notícias hir. - 2007. - No. 2. - S. 16-17.

24. Vakkosov M.Kh., Iskhakov B.R. /Videolaparoscopia no

diagnóstico e tratamento da obstrução intestinal aguda adesiva. //Cirurgia do Uzbequistão. - 2006. - No. 3. - S. 88.

25. Verbitsky D.A. /A utilização de gel de carboximetilcelulose para a prevenção de aderências na cavidade abdominal (estudo experimental): //Avtoref. dis. ... cand. mel. Ciências. 2004 - Desde 23,

26. Verkhuletsky I.E., Verkhuletsky E.I. / Aspectos da morfologia e classificação do processo adesivo dos órgãos abdominais. // Ukr. magazine hir. - 2009. - No. 3. - S. 30-33.

27. Verkhuletsky I.E., Verkhuletsky E.I. /Indicações para o tratamento cirúrgico de emergência da obstrução intestinal dinâmica no contexto da doença adesiva. // Ukr. magazine hir. - 2009. - No. 3. - S. 25-28.

28. Vorobyov A.A., Lyutaya E.D., Poroysky S.V. etc. / Doença adesiva dos órgãos pélvicos, paralelos de ultrassom e imagem térmica. //Ultrassom. e diagnóstico funcional. - 2007. - No. 4. - S. 56.

29. Vlasov P. / Abdómen agudo. // Métodos de pesquisa de radiação: resumo do médico // Jornal Med. - 2005. - No. 96. - S. 8-9.

30. Galyuk V.M., Klymyuk V.M. /Tácticas cirúrgicas no tratamento de pacientes com obstrução intestinal adesiva aguda. //Vestn. RSMU. -2008. - No. 2 (61). - S. 110.

31. Gamzaev S.M. /Saneamento enteral hipotérmico para obstrução intestinal. // Cirurgia. N. I. Pirogov. - 2007. - No. 4. - S. 45-48.

32. Garelik P.V., Makshanov I.Ya. / Doença adesiva. Obstrução intestinal adesiva. Patogénese, diagnóstico, tácticas, tratamento, prevenção: //Método de recomendação. - Grodno, 2000. -18 p.

33. Garipov R.M., Karnilaev P.G., Shavleev R.R. /Novos métodos no tratamento cirúrgico de pacientes com doença adesiva do peritoneu. //Endoscope. hir. - 2005. - No. 1. - S. 40.

34. Glushenko I.A., Lipatov V.A. / Características morfológicas do

processo adesivo recorrente da cavidade abdominal durante a utilização de vários métodos e a sua prevenção. ///Materiais da 69ª conferência científica interuniversitária. estudantes e jovens cientistas. - Kursk, 2004. - Parte 1. - S. 4-95.

35. Gobejishvili V.K., Lavreshin M.P., Gezgieva R.K. /Previsão e prevenção do desenvolvimento de aderências em doentes operados aos órgãos abdominais. //Annals of chir. - 2006. - No. 3. - S. 42.

36. Grechkina I.A., Dvoretskaya Yu.A. /Constatação experimental do diagnóstico não invasivo e sem radiação das aderências pós-operatórias da cavidade abdominal. // 65ª conferência da VolGMU. - Volgogrado, 2007. - S. 65-66.

37. Dadaev Sh.A., Kim V.P. /Prevenção e tratamento da obstrução intestinal adesiva // Cirurgia do Uzbequistão. - 2006. - No. 3. - S. 90.

38. Dadaev Sh.A., Kim S.V. / O papel da oxiprolina no sangue na determinação da atividade das aderências na cavidade abdominal. // Leituras de Vakhid-2007 // Cirurgia do Uzbequistão. - 2007. - No. 3. - S. 14-15.

39. Demidov V.M. / Experiência na prevenção do desenvolvimento de doença adesiva em pacientes após cirurgia nos órgãos abdominais. //Cirurgia do Uzbequistão. - 2003. - No. 3. - S. 32.

40. Derzhavin V.M., Belyaeva O.A., Rozinov V.M. /Diagnóstico por ultrassom da obstrução intestinal pós-operatória em crianças // Vopr. och. mat. - 1992. - No. 12. - S. 23-26.

41. Dobrovolsky S.R., Uzakbaeva D.I., Abushaibeh L.G., Sadovyy P.G. Causa rara de obstrução do intestino delgado // Cirurgia. - 2005. - No. 7. - S. 3-54.

42. Dronov A.F., Kotlobovsky V.I., Smirnov A.N. Complicações adesivas pós-operatórias após cirurgia laparoscópica em crianças. // Cirurgia. N. I. Pirogov. - 2008. - No. 10. - S. 49-53.

43. Dadaev Sh.A., Kim S.V., Kim V.P., Tillaev A.N. Para a questão da etiopatogénese e prevenção da doença adesiva da cavidade abdominal // Cirurgia do Uzbequistão. - 2005. - No. 3. - S. 51-55.

44. Dronov A.F., Kholostova V.V. Laparoscopia no diagnóstico de recém-nascidos e bebés e seu tratamento // Endoscópio. hir. - 2004. - No. 6. - S. 50.

45. Dudanov I.P., Sobolev V.E. / Laparoscopia na obstrução intestinal aguda. //Endoscope. hir. - 2006. - No. 2. - S. 40.

46. Erekeshov A.E., Olkhovik Yu.M., Adilbaev B.K. / Prevenção de complicações adesivas após intervenções cirúrgicas nos órgãos abdominais em crianças. //Medicina em Kuzbass. - 2007. - No. 1. - S. 44-45.

47. Zolotokrylina E.S., Moroz V.V., Gridchik I.E. / Dinâmica dos indicadores de hemocoagulação e fibrinólise em pacientes com peritonite generalizada. // Anest. e ressuscitador. - 2001. - No. 6. - S. 34-39.

48. Iskhakov B.R. /Experiência com o uso da videolaparoscopia no tratamento da peritonite pós-operatória. //Cirurgia do Uzbequistão. - 2005. - No. 3. - S. 11-12.

49. Ivanov V.V., Chevzhik V.P., Arabskaya E.A. et al. /Experiência de restauração da função do intestino e controlo da sua capacidade de vida após isquemia extensa com obstrução. // Medicina em Kuzbass. - 2007. - No. 1. - S. 52.

50. Karimov S.Kh., Miroshnichenko A.G. /Método de diagnóstico de paresia intestinal em doenças cirúrgicas agudas dos órgãos abdominais. // Vestn. hir. - 2007. - Volume 166. - S. 87-92.

51. Karimov Sh.I., Asrorov A.A., Orzimatov S.K. / O papel da alimentação por sonda enteral no tratamento de pacientes com obstrução intestinal aguda. //Cirurgia do Uzbequistão. - 2004. - No. 2. - S. 32-37.

52. Kayumov T.Kh., Baimakov S.R. /Radiação infravermelha na

prevenção da doença adesiva na peritonite. // Revista Med. Uzbequistão. - 2000. - No. 5-6. - S. 20-22.

53. Klevaaion E.L. / O papel da laparoscopia no tratamento de pacientes com obstrução adesiva aguda. // Endoscópio. hir. - 2006. - No. 2. - S. 58.

54. Kobilov E.E., Shamsiev A.M. / Descompressão do trato gastrointestinal na obstrução intestinal aguda adesiva em crianças. //Cirurgia infantil. - 2006. - No. 4. - S. 17.

55. Kozhevnikov V.A., Boyko. A.V. / Prevenção da doença adesiva da cavidade abdominal em crianças. // Medicina em Kuzbass. - 2007. - No. 1. - S. 62-63.

56. Kozlov O.A., Troyan V.V. /Tecnologias laparoscópicas no diagnóstico e tratamento de obstrução intestinal adesiva e doença adesiva em crianças: //Uch.-method. allowance. - Minsk, 2007.

57. Kolesnikov E.G. /Diagnóstico de obstrução intestinal adesiva tardia na infância. // 63ª conferência científica final de jovens cientistas: Actas. dokl.-Rostov n / D, 2009. - S. 130.

58. Konovalov A.K., Petlyakh V.I. /Abordagem diferencial ao tratamento de crianças com obstrução intestinal adesiva tardia. //Endoscope. hir. -2007. - No. 1. - S. 130.

59. Konovalov A.K., Sergeev A.V. /Métodos modernos de tratamento da doença adesiva em crianças. // Endoscópio. hir. - 2006. - No. 2. - S. 61.

60. Kossovich M.A., Korshunov S.N. /Características do método de raios X no diagnóstico da obstrução intestinal adesiva. //Endoscope. hir. - 2006. - No. 2. - S. 64.

61. Kossovich M.A., Slesarenko S.S., Korshunov S.N. /Cirurgia laparoscópica no tratamento de doenças adesivas. //Endoscope. hir. - 2005. - No. 1. - S. 12-14.

62. Kotlobovsky V.I., Dronov A.F. / Estudo comparativo dos resultados do tratamento de formas comuns de peritonite apendicular em crianças operadas por métodos cirúrgicos laparoscópicos e tradicionais. // Cirurgia. - 2003. - No. 7. - S. 32.

63. Kremer P.B., Gushul A.V., Minaeva E.A. /Meios modernos de barreira para a prevenção da formação de aderências pós-operatórias da cavidade abdominal. //Medicina em Kuzbass. Problemas actuais da medicina experimental e clínica. - 2007. - S. 72.

64. Kriger A.G., Andreytsev V.A. /Diagnóstico e tratamento da obstrução adesiva aguda do intestino delgado. // Cirurgia. - 2001. - No. 7. - S. 25.

65. Kriger A.G., Andreytsev I.L., Makarova E.E. / Diagnóstico por laparoscopia e ultra-sons no tratamento endoscópico de variantes raras de obstrução do intestino delgado. // Endoscópio. hir. - 2000. - No. 5. - S. 57-59.

66. Kudryashova N.E., Pakhomova G.V., Lebedev A.G. /Avaliação por radionuclídeos da função de evacuação do estômago e da passagem através dos intestinos na obstrução aguda do intestino delgado. //Ros. magazine gastroenterol., hepatol., coloproctol. - 2003. - No. 4. - S. 37-43.

67. Kurbanov K.M., Gulov M.K. / Diagnóstico completo e tratamento cirúrgico da obstrução adesiva aguda do intestino delgado. //Vestn. hir. - 2006. - No. 3. - S. 54.

68. Larichev E.E., Batkova I.V., Mishukova L.B. / Ultrassom abrangente com dopplerografia na obstrução aguda do intestino delgado nos períodos pré e pós-operatório. //Ultrassom. e diagnóstico funcional. - 2007. - No. 4. - S. 156.

69. Lebedev A.G., Pakhomova N., Uteshev A. / Intubação gastrointestinal no tratamento da obstrução do intestino delgado. //Doctor. - 2004. - No. 6. - S. 41-43.

70. Lipatov V.A. /Sobre a questão da prevenção do processo adesivo pós-operatório da cavidade abdominal. //Saúde e educação no século XXI: Actas do 3.º Congresso Internacional Científico e Prático - M., 2002. - S. 252-257.

71. Lipatov V.A. / Fundamentação da utilização de gel de metilcelulose para a prevenção do processo pós-operatório da cavidade abdominal: // Resumo da tese. dis. ... cand. mel. Ciências. - Kursk, 2004. - 20 p.

72. Lipatov V.A., Bachurina E.I. /Racionalidade do uso de metilcelulose para administração intra-abdominal na prevenção do processo adesivo pós-operatório da cavidade abdominal. //Materiais da 67ª conferência científica interuniversitária de estudantes e jovens cientistas. - Kursk, 2002. - Parte 2. - S. 125-126.

73. Lipatov V.A., Glushenko I.A., Kabelev A.A. / O papel da isquémia peritoneal na patogénese das aderências abdominais pós-operatórias. // Materiais da 67ª conferência científica interuniversitária de estudantes e jovens cientistas. - Kursk, 2002. - Parte 1. - S. 178-189.

74. Lipatov V.A., Sinkov V.A., Martyntsev A.A. /Estudo da possibilidade de utilização do gel de metilcelulose para administração intra-abdominal na prevenção da doença adesiva. // Saúde e educação no século XXI: Actas do 3º Congresso Científico e Prático Internacional - M., 2002. - S. 380-381.

75. Lubyansky V.G., Komleva I.B. /Eficácia do tratamento de formas conglomeradas de obstrução intestinal adesiva com anastomose jejunotransversa. //Cirurgia im. N. I. Pirogov. - 2009. - No. 3. - S. 29.

76. Lysenkov S.P., Razumov S.A., Razumov A.A. /A nossa experiência no tratamento da paresia intestinal na peritonite apendicular em crianças. //Medicina em Kuzbass. - 2007. - No. 1. - S. 73.

77. Minaev S.V., Obozin V.S., Pustoshkin L.T. e outros /Novos

aspectos da patogénese do processo adesivo da cavidade abdominal. //Vestn. hir. - 2009. - №.2. - S. 45-48.

78. Martirosyan N.K. /O papel da ecografia no diagnóstico e prognóstico do curso da obstrução intestinal: //Avtoref. dis. ... cand. mel. Ciências. - M., 2007. - 23 p.

79. Matveev N.A., Arutyunyan D.Yu. / As aderências intra-abdominais são um problema subestimado. //Endoscope. hir. - 2007. - No. 5. - S. 60-67.

80. Milyukov V.E. /Dinâmica das alterações no leito hemomicrocirculatório nas paredes do intestino delgado de um cão após modelação de obstrução intestinal aguda por estrangulamento. // Arch. Pat. - 2002. - No. 3. - S. 33-36.

81. Milyukov V.E., Sapin M.R. /Mecanismos patogénicos de desenvolvimento de peritonite na obstrução aguda do intestino delgado. //Surgery. - 2005. - No. 7. - S. 40-45.

82. Milyukov V.E., Sapin M.R. /Sobre a patogénese da peritonite pós-operatória após a eliminação da obstrução aguda do intestino delgado por estrangulamento. //Annals of chir. - 2006. - No. 4. - S. 70.

83. Minaev S.V., Nemilova T.K. / Terapia poliezimática na prevenção de aderências na cavidade abdominal em crianças. //Vestn. hir. - 2006. - No. 6. - S. 49.

84. Moiseenko A.I. /Otimização dos métodos radiopacos para o diagnóstico da obstrução intestinal aguda adesiva. //Materiais do 8º Congresso de Jovens Cientistas e Especialistas. - Tomsk, 2007. - S. 119-120.

85. Mynbaev O.A., Rublova K.I., Lyutova A.V. / O papel da atividade fibrinolítica local dos cornos uterinos de ratos na patogénese da formação de aderências pós-operatórias. //Pat. physiol. - 1997. - No. 1. - S. 35-37.

86. Myakonky R.V., Dvoretskaya Yu.A. /Constatação experimental de novos métodos para a prevenção de aderências pós-operatórias da cavidade abdominal. // Boletim da Universidade Estatal de Medicina da Rússia. - 2006. - No. 2 (49). - S. 160.

87. Myasnikov A.D., Lipatov V.A. /Sobre a questão dos princípios modernos de prevenção do processo adesivo pós-operatório da cavidade abdominal. // Abordagens modernas da ciência e da prática em cirurgia: Mater. conf. inter-regional, dedicado ao 70° aniversário do mérito. trabalhador da ciência da Federação Russa prof. V. I. Bubynina. - Voronezh, 2002. - S. 154-157.

88. Myasnikov A.D., Lipatov V.A. /Processo adesivo pós-operatório da cavidade abdominal e endovideosurgery. // Cirurgia minimamente invasiva na clínica e na experiência: Actas de Ros. scientific-practical. conf. - Perm, 2003. -S. 114-116.

89. Myasnikov A.D., Lipatov V.A., Garmashov A.V. / Critérios para a eficácia dos agentes profilácticos anti-adesão desenvolvidos na experiência. // Coleção de trabalhos da 68ª sessão científica final da KSMU e dos departamentos de medicina e bioquímica do Centro Científico da Terra Negra Central da Academia Russa de Ciências Médicas. - Kursk, 2002. - Parte I. - S. 291-292 /

90. Norkin K.G., Boyarintsev N.I., Suchkov A.V. / Videocirurgia no tratamento de complicações abdominais após cirurgia electiva. //Ciência do Homem: Mater. 8° Congresso de Jovens Cientistas e Especialistas. - Tomsk, 2007. - S. 45-46.

91. Orzimatov S.K. /O papel e o lugar da descompressão intestinal e da alimentação por sonda enteral no tratamento complexo de doentes com obstrução intestinal aguda: //Avtoref. dis. ... cand. ciências médicas. - Tashkent, 2005. - 19 p.

92. Osipov B.B., Al Sharzhabi Mukhamed. /Intervenções

laparoscópicas após laparotomia prévia. //Materiais da conferência científico-prática republicana com participação internacional. - Gomel, 2002. - S. 78-79.

93. Pashkov S.A. / Desnervação das artérias mesentéricas no tratamento cirúrgico de pacientes com obstrução intestinal aguda adesiva. //Vestn. SamGU. - Ciências naturais. ser. - 2005. - No. 6 (40). - S. 208-213.

94. Poroysky S.V., Myakonky R.V., Zasypkina O.A., Dvoretskaya Yu.A. /A primeira experiência de um estudo clínico das possibilidades do método de imagem térmica no diagnóstico e diagnóstico diferencial de aderências pós-operatórias na cavidade abdominal. //Bul. Volgograd. centro científico RAMS. - 2008. - No. 4. - S. 79-80.

95. Poroisky S.V., Vorobyov A.A., Lyutaya E.D., Podgainov V.S. /Comprovação experimental e clínica das possibilidades de diagnóstico por imagem térmica de aderências pós-operatórias utilizando tecnologia informática. //Bul. Volgogrado. Centro científico RAMS. - 2008. - No. 4. - S. 31-33.

96. Prutovykh N.N., Arkhipov S.A. /Aspectos imunológicos e bioquímicos da formação de aderências na cavidade abdominal. //Cirurgia infantil. - 2002. -№3. - S. 29-33.

97. Portenko Yu.G., Rumyantsev G.N., Shmatov G.P. /Método moderno de diagnóstico de doenças adesivas em crianças utilizando espetrometria de infravermelhos no sangue. //Cirurgia infantil. - 2009. - No. 1. - S. 22-24.

98. Podtyazhkina T.A., Volodin V.V., Krasnova N.V. /O papel do exame ultrassonográfico do intestino na avaliação do curso do período pós-operatório em pacientes com obstrução intestinal adesiva aguda. //Ultrassom. e diagnóstico funcional. - 2007. - No. 3. - S. 103.

99. Popov A.A., Monannikova T.N., Shaginyan G.G. etc. / Doença

adesiva como problema de reprodução e métodos de prevenção. //Ros. vestn. obstetric-gyn. - 2005. - No. 4. - S. 41-45.

100. Rozanov V.E., Snegur A.V., Slavinskaya O.M. /Diagnóstico e tratamento da obstrução intestinal aguda adesiva pós-traumática pós-operatória utilizando a técnica videolaparoscópica. //Endoscope. hir. - 2005. - No. 1. - S. 114-115.

101. Rudin E.P., Andreev V.G., Karnaushenko P.V. /Cirurgia laparoscópica em pacientes com processo adesivo na cavidade abdominal. //Endoscope. hir. - 2003. - No. 2. - S. 113.

102. Rysbekov M.M., Mukhamedzhanov I.Kh. /Diagnóstico por ultrassom da obstrução intestinal aguda. //Cirurgia do Uzbequistão. - 2006. - No. 3. - S. 101.

103. Sazhin A.V., Chadaev A.P., Fedorov N.V. /Características técnicas das operações laparoscópicas em pacientes previamente operados. //Endoscope. hir. - 2005. - No. 1. - S. 120.

104. Sergeev A.V., Konovalov A.K. / O papel das operações laparoscópicas no tratamento de crianças com doença adesiva. //Endoscope. hir. - 2007. - No. 1. - S. 147-148.

105. Slesarenko S.S., Kossovich M.A. / Intervenções cirúrgicas minimamente invasivas no tratamento de doenças adesivas. //Endoscope. hir. - 2007. - No. 1. - S. 61.

106. Sokolnik S.A. /Alguns indicadores de imunidade no desenvolvimento de obstrução intestinal adesiva em crianças. //Vestn. RSMU. - 2003. - No. 2 (28). - S. 109.

107. Stupin V.A., Mikhailusov S.V., Mudarisov R.R. etc. /Método de prevenção da doença adesiva da cavidade abdominal. //Endoscope. hir. - 2009. - No. 1. - S. 152.

108. Starokon P.M., Shashkina M.K., Stetsyuk O.A. /Monitorização do curso clínico da doença adesiva da cavidade abdominal na clínica.

//Bul. Volgograd. centro científico da Academia Russa de Ciências Médicas. - 2008. - No. 4. - S. 35-37.

109. Sitnikov V.N., Turbin M.V., Bondarenko V.A., Naidenov V.N. /Uso de endocirurgia no tratamento de doença adesiva complicada por obstrução intestinal aguda. //Endoscope. hir. - 2005. - No. 1. - S. 139.

110. Stepanov E.A. Smirnov A.N. Cirurgia laparoscópica em crianças, possibilidades modernas e perspectivas // Cirurgia. - 2003. - No. 7. - S. 22.

111. Stupin V.A., Mudarisov R.R. / Novas tecnologias na prevenção de doenças adesivas da cavidade abdominal. //Endoscope. hir. - 2007. - No. 1. - S. 86-87.

112. Stupin V.A., Mudarisov R.R., Khabish V.A., Aliev S.R. /Evaluation of the results of laparoscopic treatment of recurrent adhesive intestinal obruction. //Endoscope. hir. - 2005. - No. 1. - S. 19.

113. Sufiyarov I.F. /Um novo método de prevenção interoperativa de aderências pós-operatórias. //Endoscope. hir. - 2007. - No. 1. - S. 147.

114. Sufiyarov I.F., Matigulin R.M. /Método de prevenção e tratamento da doença adesiva do peritoneu. //Endoscope. hir. - 2007. - No. 1. - S. 77.

115. Sufiyarov I.F., Muhammadiev R.Kh. /Princípios tácticos do tratamento da obstrução intestinal adesiva aguda. //Endoscope. hir. - 2007.- No. 1. - S. 145.

116. Sufiyarov I.F., Nizomova Z.F. /Diagnóstico e tratamento da doença adesiva do peritoneu. //Vestn. RSMU. - 2006. - No. 2 (49). - S. 186.

117. Sufiyarov I.F., Khasanov A.G. /Possibilidades da utilização da videolaparoscopia no diagnóstico precoce e no tratamento da obstrução intestinal aguda adesiva. //Endoscope. hir. - 2006. - No. 2. - S. 134.

118. Tomashev P.N. /Imunocorrecção combinada no tratamento

complexo de doentes com obstrução intestinal aguda adesiva: //Avtoref. dis. ... cand. mel. Ciências. - M., 2007. - 21 p.

119. Toropov Yu.D. /Administração intraperitoneal de uma solução de fibrinolisina, hidrocortisona, novocaína e seu efeito sobre a coagulação do sangue em pacientes com obstrução intestinal adesiva aguda. //Wedge. hir. - 1978. - No. 4. - S. 48-50.

120. Totikov V.Z., Kolitseva M.V., Amirillaev V.M. /Programa de tratamento e diagnóstico da obstrução obstrutiva aguda adesiva do intestino delgado. //Cirurgia im. N. I. Pirogov. - 2006. - No. 2. - S. 38-453.

121. Fedorov V.A., Kubyshkin V.A. /Epidemiologia cirúrgica da formação de aderências na cavidade abdominal. //Cirurgia. - 2004. - No. 6. - S. 50.

122. Fedorov K.K., Prokozhenko Yu.D., Belyaev M.K. / Uma abordagem sistemática da prevenção da obstrução intestinal adesiva em crianças. //Medicina em Kuzbass. - 2007. - No. 1. - S. 145.

123. Filenko B.P., Sozanov K.N. /Possibilidades de prevenção da doença adesiva após apendicectomia. //Vestn. hir. - 2000. - No. 2. - S. 73-77.

124. Fomin N. N. / Concentração de fibrinogénio no sangue de pacientes cirúrgicos. //Cirurgia. - 1981. - No. 6. - S. 57-58.

125. Funygin M.S. / A eficácia da ecografia no diagnóstico da obstrução intestinal aguda. //Vestn. RSMU. - 2008. - No. 2 (61). - S. 142.

126. Khodov G.V., Larin S.V. /Tecnologias laparoscópicas no tratamento da obstrução intestinal aguda adesiva. //Endoscope. hir. - 2006. - No. 4. - S. 36.

127. Khasanov A.G., Badretdinov A.F., Nuritdinov M.A., Baaioev I.M. / Resultados de intervenções minimamente invasivas em operações repetidas nos órgãos abdominais. //Surgery im. N. I. Pirogov. - 2006. - No. 11. - S. 29-32.

128. Khasanov A.G., Sufiyarov N.F., Nigmazyanov S.S., Matigullin R.M. /Método de tratamento cirúrgico e prevenção de aderências peritoneais pós-operatórias. //Surgery im. N. I. Pirogov. - 2008. - Volume 33. - S. 43-45.

129. Khadzhibaev A.M., Atajanov Sh.K., Ermetov A.T., Khadzhibaev D.A. /Possibilidades da videolaparoscopia no diagnóstico e tratamento de complicações intraperitoneais pós-operatórias. //Revista Centro Asiático do Mel - 2005. - Volume XI , No. 2-3. - S. 165-169.

130. Chernov V.N., Khimichev V.G. / Escolha do método de intubação e descompressão do intestino delgado na obstrução aguda. //Cirurgia. - 1998. -№11. - S. 30-34.

131. Shaidulin S.V., Dimitrev Yu.V. /Diagnóstico e tratamento da obstrução adesiva em crianças. // Mater. Conf. científica e prática republicana com participação internacional. - Gomel, 2002.

132. Shamsiev A.M., Kobilov E.E. / Prevenção de complicações adesivas após cirurgia de peritonite apendicular e obstrução intestinal aguda adesiva em crianças. //Cirurgia infantil. - 2005. - No. 5. - S. 7-9.

133. Shamsiev A.M., Kobilov E.E. / Previsão de complicações adesivas pós-operatórias em cirurgia abdominal de emergência em crianças. //Surgery im. N. I. Pirogov. - 2006. - No. 2. - S. 23-25.

134. Shatokhina S.N., Rubanova L.R. /Previsão da formação de aderências pós-operatórias na cavidade abdominal em crianças no estudo da morfologia do exsudado peritoneal. //Cirurgia infantil. - 2004. - No. 2. - S. 19.

135. Shavelev R.R., Plechev V.V., Karnilaev P.G. /Tratamento laparoscópico da doença adesiva da cavidade abdominal. //Cirurgia im. N. I. Pirogov. - 2005. - No. 45. - S. 31-32.

136. Shakhov A.V. /Otimização do diagnóstico e tratamento da obstrução intestinal aguda adesiva: //Avtoref. dis. ... cand. mel. Ciências.

- N. Novgorod, 2009. - 18 p.

137. Shonazarov I.Sh. /Correção da endotoxicose na obstrução intestinal aguda adesiva. /Cirurgia do Uzbequistão. - 2006. - No. 3. - S. 112.

138. Shonazarov I.Sh. /Eficácia das relaparotomias de saneamento no tratamento cirúrgico da obstrução intestinal aguda adesiva. /Cirurgia do Uzbequistão. - 2006. - No. 3. - S. 112-113.

139. Shurygin S.N., Dmitriev V.B. /Tratamento da doença adesiva da cavidade abdominal pelo método endovideolaparoscópico. //Endoscope. hir. - 2000. - No. 6. - S. 40-41.

140. Shchitinin V.E., Korovin S.A. / Tácticas cirúrgicas na peritonite apendicular. //Cirurgia infantil. - 2000. - No. 4. - S. 13-15.

141. Egamov Yu.S. / Prevenção da obstrução intestinal dinâmica na peritonite difusa aguda. //Cirurgia do Uzbequistão. - 2001. - Volume 32. - S. 98-100.

142. Eminov Vusal Letif Ogly. /Melhoria do diagnóstico e otimização do tratamento de doentes com obstrução adesiva aguda do intestino delgado (estudo clínico experimental): //Avtoref. dis. ... cand. mel. Ciências. - Kazan, 2009. - 20 p.

143. Yarema I.V., Magomedov M.A. /Prevenção da formação de aderências pós-operatórias. /// Ros. mel. chumbo. - 2003. - No. 2. - S. 34-37.

144. Altuntas YE, Kement M., Oncel M. et al. /The effectiveness of hyaluronan-carboxymethylcellulose membrane in different severity of adhesions observed at the time of relaparotomies: an experimental study on mice. //Dis. colon. Rectum. - 2008. - Vol. 51, no. 10. - P. 1562-1565.

145. Alpay Z., Saed GM, Diamond MP /Adesões pós-operatórias: da formação à prevenção. //semin. reprodução. Med. - 2008. - Vol. 26, no. 4. 4. - P. 313-321.

146. Ambiru S., Furuyama N., Kimura F. et al. /Efeito da oxigenoterapia hiperbárica em doentes com obstrução intestinal adesiva associada a cirurgia abdominal que não responderam a mais de 7 dias de tratamento conservador. //Hepatogastroenterologia. - 2008. - Vol. 55(82-83). - P. 491-495.

147. Ambiru S., Furuyama N., Aono M. et al. /Oxigenoterapia hiperbárica para o tratamento de ileus paralítico pós-operatório e obstrução intestinal adesiva associada a cirurgia abdominal: experiência com 626 pacientes. //Hepatogastroenterologia. -2007. - Vol. 54 (79). - P. 1925-1929.

148. Aritaş Y., Akcan A., Erdogan AR et al. /Efeitos da melatonina e do fosfolípido na formação de adesões e correlação com a expressão do fator de crescimento endotelial vascular em ratos. // Ulus Trauma Accil. Cerrahi Derg. - 2009. - Vol. 15, no. 5. 5. - P. 416-422.

149. Ayten R., Cetinkaya Z., Girgin M. et al. /The effects of intraperitoneal sildenafil administration on healing of left colonic anastomoses and intra- abdominal adhesion formation in the presence of intra-abdominal infection. //Dis. colon. Rectum. - 2009. - Vol. 52, no. 5. 5. - P. 1026.

150. Bandyopadhyay SK, de la Motte CA, Kessler SP et al. /Hyaluronan-mediated leukocyte adhesion and dextran sulfate sodium-induced colitis are attenuated in the absence of signal transducer and activator of transcription //Amer. J. Pathol. - 2008. - Vol. 173, no. 5. 5. - P. 1361-1368.

151. Bozkurt S., Yuzbaaioglu M.F., Bulbuloglu E. et al. /Prevenção de aderências pós-operatórias peritoneais através da administração de estrogénio. //J. Invest. Surg. -2009. - Vol. 22, no. 4. 4. - P. 263-267.

152. Cartanese C., Lattarulo S., Barile G. et al. /UO di Chirurgia Generale V Bonomo, Dipartimento dell'Emergenza e dei Trapianti di

Organi. // Chir Ital. - 2009. - Vol. 61, no. 1. - P. 39-46.

153. Chen XZ, Wei T., Jiang K. Zhong Xi., Yi Jie., He Xue Bao, et al. /Factores etiológicos e mortalidade da obstrução intestinal aguda: uma revisão de 705 casos. - 2008. - Vol. 6, #10. - P. 1010-1016.

154. Costa RG, Lontra MB, Scalco P. et al. /Filme de ácido polilático versus tela acelular de submucosa de intestino delgado porcino na formação de aderências peritoneais em ratos. // Ata Cir. Bras. - 2009. - Vol. 24, no. 2. - P. 128-135.

155. Cox MR, Gunn IF, Eastman MC et al. /A etiologia operatória e os tipos de aderências que causam obstrução do intestino delgado. //Aust. NZJ Surg. - 1993. -Vol. 63, no. 11. - P. 848-852.

156. Darmas B. /Utilização de produtos de barreira na prevenção da formação de aderências após a cirurgia. //J. Wld Care. - 2008. - Vol. 17, no. 9. - P. 405-408, 411.

157. Delabrousse E., Lubrano J., Jehl J. et al. Obstrução do intestino delgado por bandas adesivas e aderências emaranhadas: Diferenciação por TC. //Amer. J. Roentgenol. -2009. - Vol. 192, no. 3. 3. - P. 693-697.

158. Di Saverio S., Catena F., Ansaloni L. et al. /Valor do meio de contraste solúvel em água (gastrografina) na obstrução adesiva do intestino delgado (AAIO): um ensaio clínico prospetivo, aleatório e controlado. // Wld J. Surg. - 2008. - Vol. 32, no. 10. - P. 2293-304.

159. Dubcenco E., Grantcharov T., Streutker CJ et al. /O desenvolvimento de um novo balão de oclusão intracolónica para cirurgia endoscópica transluminal de orifício natural transcolónico: descrição da técnica e experiência inicial num modelo porcino (com vídeos). //Gastrointest Endosc. - 2008. - Vol. 68, no. 4. 4. - P. 760-766.

160. Duron JJ, du Montcel ST, Berger A. et al. /Prevalência e factores de risco de mortalidade e morbilidade após operação para obstrução pós-operatória do intestino delgado por adesivo. //Amer. J.

Surg. - 2008. - Vol. 195, no.6. - P. 726-734.

161. Ellis H., Crowe A. /Consequências médico-legais das aderências intra-abdominais pós-operatórias. //Int. J. Surg. - 2009. - Vol. 7, no. 3. 3. - P. 187-191.

162. Emans PJ, Schreinemacher MH, Gijbels MJ et al. /Malhas de polipropileno para prevenir a hérnia abdominal. Poderão os revestimentos estáveis evitar aderências a longo prazo? //Ann. Biomed. Eng. - 2009. - Vol. 37, no. 2. - P. 410-418.

163. Essani R., Bergamaschi R. Gestão laparoscópica da obstrução adesiva do intestino delgado. //Tech Coloproctol. - 2008. - Vol. 12, no. 4. 4. - P. 283-287.

164. Ersoz N., Ozler M., Altinel O. et al. A melatonina previne as aderências peritoneais em ratos. //J. Gastroenterol. Hepatol. - 2009. - Vol.3. - P. 184-187.

165. Fazel MZ, Jamieson RW, Watson CJ Acompanhamento a longo prazo da utilização do tubo intestinal de Jones na obstrução adesiva do intestino delgado. //Ann. Coll. Surg. Inglês - 2009. - Vol. 91, #1. - P. 50-54.

166. Ferrari GC, Miranda A., Sansonna F. et al. Reparação laparoscópica de hérnias incisionais localizadas nos bordos abdominais: uma revisão crítica retrospetiva. // Surg. Laparosc. Endosc. percutan. Tech. - 2009. - Vol. 19, no. 4. - P. 348-352.

167. Fujii S., Shimada H., Ike H. et al. Redução da aderência abdominal pós-operatória e do íleo por uma membrana bioreabsorvível. //Hepatogastroenterologia. - 2009. - Vol. 56, No. 91-92. - P. 725-728.

168. Gaertner WB, Hagerman GF, Felemovicius I. et al. Dois modelos experimentais para gerar aderências abdominais. //J. Surg. Res. - 2008. - Vol. 146, no. 2. - P. 241-245.

169. Gollu A., Kismet K., Kilicoglu B. et al. Effect of honey on

intestinal morphology, intraabdominal adhesions and anastomotic healing. //Phytother Res.-2008. - Vol. 22, no. 9. - P. 1243-1247.

170. Grant HW, Parker MC, Wilson MS et al. Aderências após cirurgia abdominal em crianças. //J. Pediatr. Surg. - 2008. - Vol. 43, no. 1. - P. 152-156.

171. Grafen FC, Neuhaus V., Schöb O., Turina M. Gestão da obstrução aguda do intestino delgado devido a aderências intestinais: indicações para cirurgia laparoscópica num hospital universitário comunitário. // Arch. Surg. - 2009. - Vol. 28. - P. 348-354.

172. Groschwitz KR, Hogan SP Função da barreira intestinal: regulação molecular e patogénese da doença. //J. Allergy Clinic. Immunol. - 2009. - Vol. 124, no. 1. - P. 3-20.

173. Gunabushanam G., Shankar S., Czerniach DRet al. Obstrução do intestino delgado após cirurgia laparoscópica de bypass gástrico em Y de Roux. //J. Comput. assist. Tomogr. - 2009. - Vol. 33, no. 3. 3. - P. 369-375.

174. Hill AG O tratamento da obstrução adesiva do intestino delgado - uma atualização. //Int. J. Surg. - 2008. - Vol. 6, no. 1. - P. 77-80.

175. Irkorucu O., Comert M. Effects of intraperitoneal sildenafil administration on healing of left colonic anastomoses and intra-abdominal adhesion formation in the presence of intra-abdominal infection. //Niger J. Med. - 2009. - Vol. 18, no. 1. - P. 63-67.

176. Kehoe SM, Williams NL, Yakubu R. et al. Incidência de obstrução intestinal após quimioterapia intraperitoneal para neoplasias malignas peritoneais e tubárias do ovário. /Serviço de Ginecologia. - NY 2007.

177. Kirchhoff S., Ladurner R., Kirchhoff C. et al. Deteção de hérnias recorrentes e de aderências intra-abdominais após a reparação de hérnias incisionais: um estudo funcional de cine-RM. //Abdom. Imaging.

- 2009. - Bd. 21.- S. 234-238.

178. Koperen PJ, Wind J., Bemelman WA, Slors JF Cola de fibrina e retalho de avanço rectal transanal para fístulas perianais transesfincterianas altas; existe alguma vantagem? // Int. J. Colorectal. Colorectal. - 2008. - Vol. 23, no. 7. - P. 697-701.

179. Kosaka H., Yoshimoto T., Yoshimoto T. et al. O interferão-gama é uma molécula alvo terapêutica para a prevenção da formação de aderências no pós-operatório. //Nat. Med. - 2008. - Vol. 14, no. 4. 4. - P. 437-441.

180. Kumar S., Wong PF, Leaper DJ Agentes profilácticos intra-peritoneais para a prevenção de aderências e obstrução intestinal adesiva após cirurgia abdominal não ginecológica. //Syst. Rev. - 2009. - Vol. 21, no. 1. - P.CD005-080.

181. Kuriu Y., Yamagishi H., Otsuji E. et al. Regeneração do peritoneu utilizando membrana amniótica para prevenir aderências pós-operatórias. //Hepatogastroenterologia. - 2009. - Vol. 56, No. 93. - P. 1064-1068.

182. Lang RA, Buhmann S., Hopman A. et al. Deteção de aderências intra-abdominais por Cine-RM: correlação com achados intra-operatórios em 89 casos consecutivos. // Surg. Endosc. - 2008. - Vol. 22, no. 11. - P. 2455-2461.

183. Lavoura Nda S., D'Ancona CA, Neves FC et al. ileocistoplastia assistida por laparoscopia versus ileocistoplastia aberta em suínos. //J. Urol. - 2009. - Vol. 182, no. 4. 4. - P. 1644-1649.

184. Lee IK, Kimdo H., Gorden DL et al. Gestão laparoscópica selectiva da obstrução adesiva do intestino delgado utilizando a orientação por TC. //Amer. Surg. -2009. - Vol. 75, no. 3. 3. - P. 227-231.

185. Mahdy T., Mohamed G., Elhawary A. Effect of methylene blue on intra-abdominal adhesion formation in rats. //Int. J. Surg. - 2008. - Vol.

6, #6. - P. 452-455.

186. Mancini GJ, Petroski GF, Lin WC et al. /Impacto a nível nacional da lise laparoscópica de aderências na gestão da obstrução intestinal nos EUA. //J. amer. Coll. Surg. - 2008. - Vol. 207, no. 4. 4. - P. 520-526.

187. Meissner K., Szécsi T., Jirikowski B. Obstrução intestinal causada por bandas solitárias: etiologia, apresentação, diagnóstico, tratamento, resultados. // Ata Chir. hung. - 1994. - Vol. 34, #3-4. - P. 355-363.

188. Minaev SV, Obozin VS, Barnash GM, Obedin AN A influência das enzimas nos processos adesivos na cavidade abdominal. // Europ. J. Pediatr. Surg. - 2009. - Vol. 28. - P. 326-234.

189. Molinaro F., Caselas C., Lacreuse I. et al. Obstrução intestinal pós-operatória após cirurgia laparoscópica versus cirurgia aberta na população pediátrica: A 15-year review. // Europ. J. Pediatr. Surg. - 2009. - Vol. 19, no. 3. 3. - P. 160-162.

190. Namba A., Mano N., Hirose H. Análise filogenética de bactérias intestinais e da sua capacidade adesiva em relação ao muco intestinal da carpa. //Appl. microbiol. - 2007. - Vol. 102, no.5. - P. 1307-1317.

191. Neto MO, Neto EC Esteves E. et al. /Aplicações da cirurgia videolaparoscópica em crianças. //Brasil. J. Pediatr. (Rio J). - 2001. - Vol. 77, no. 5. 5. - P. 407-412.

192. Nissotaaios C., Sakorafas GH, Vugiouklaaios D. et al. Técnica de agrafos circulares transanal: um método simples e altamente eficaz para a gestão de estenose de alto grau de anastomoses colorrectais baixas. // Surg. Laparosc. Endosc. percutan. Tech. - 2008. - Vol. 18, no. 4. - P. 375-378.

193. Paulo NM, de Brito e Silva MS, Moraes AM et al. Uso de membrana de quitosana associada à tela de polipropileno para prevenção

de aderência peritoneal em ratos. //J. Biomed. mater. Res. B.Appl. biomater. - 2009. - Vol. 91, #1. - P. 221-227.

194. Peters AA, Van den Tillaart SA O doente difícil em gastroenterologia: dor pélvica crónica, aderências e episódios suboclusivos. //Best Pract. Res. Clin. Gastroenterol. - 2007. - Vol. 21, no. 3. 3. - P. 445-463.

195. Petersen M., Köckerling F., Lippert H., Scheidbach H. Reversão assistida por laparoscopia do procedimento Hartmann. // Surg. Laparosc. Endosc. percutan. Tech. - 2009. - Vol. 19, No. 1. - P. 48-51.

196. Pryor HI, O'Doherty E., Hart A. et al. As películas de poli (sebacato de glicerol) previnem as aderências pós-operatórias e permitem a colocação laparoscópica/ //Surgery. -2009. - Vol. 146, no. 3. 3. - P. 490-497.

197. Sai Prasad TR, Chui CH, Jacobsen AS Apendicectomia laparoscópica em crianças: A perspetiva de um estagiário. //Ann. Acad. Med. Singapore. - 2006. - Vol. 35, no. 10. - P. 694-697.

198. Saxena AK, van Tuil C. Laparoscopic management of obstructive hepatoduodenal adhesions after open antireflux procedure/ //Surg. Laparosc. Endosc. percutan. Tech. - 2008. - Vol. 18, no. 3. 3. - P. 288-289.

199. Saribeyoglu K., Pekmezci S., Korman U. et al. Adesiólise laparoscópica selectiva no tratamento da obstrução intestinal adesiva recorrente aguda e crónica. // Ulus. Trauma Accil. Cerrahi Derg. - 2008. - Vol. 14, No. 1. - P. 28-33.

200. Shinohara T., Kashiwagi H., Yanagisawa S., Yanaga K. Uma técnica simples e inovadora para a colocação de membrana anti-adesiva em cirurgia laparoscópica. // Surg. Laparosc. Endosc. percutan. Tech. - 2008. - Vol. 18, no. 2. - P. 188-191.

201. Sikkink CJ, de Man B., Bleichrodt RP, van Goor H. Auto-cross-

linked hyaluronic acid gel does not reduce intra-abdominal adhesions or abscess formation in a rat model of peritonitis. //J. Surg. Res. - 2006. - Vol. 136, no. 2. - P. 255-259.

202. Spada C., Shah SK, Riccioni ME et al. Video capsule endoscopy in patients with known or suspected small bowel stricture previously tested with the dissolving patency capsul. //J. Clin. Gastroenterol. - 2007. - Vol. 41, no.6. - P. 576-582.

203. Tanaka S., Yamamoto T., Kubota D. et al. Factores preditivos da indicação cirúrgica na obstrução adesiva do intestino delgado. //Amer J Surg. - 2008. - Vol. 196, no. 1. - P. 23-27.

204. Tokita Y., Satoh K., Sakaguchi M. et al. O efeito preventivo do Daikenchuto na obstrução intestinal pós-operatória induzida pela adesão em ratos. //Inflammopharmacology. - 2007. - Vol. 15, no. 2. - P. 65-66.

205. Vetrano S. The role of JAM-A in inflammatory bowel disease: unrevealing the ties that bind. //Ann. NY Acad. sci. - 200. - Vol. 1165. - P. 308-313.

206. Vijay K., Anindya C., Bhanu P. et al. Obstrução adesiva do intestino delgado (ASBO) em crianças - papel da gestão conservadora. //Med. J. Malaysia. - 2005. - Vol. 60, no. 1. - P. 81-84.

207. Voskerician G., Jin J., Hunter SA et al. Human peritoneal membrane reduces the formation of intra-abdominal adhesions in ventral hernia repair: experimental study in a chronic hernia rat model. //J. Surg. Res. - 2009. - Vol. 157, no. 1. - P. 108-114.

208. Wang Q. Tratamento laparoscópico da obstrução adesiva recorrente do intestino delgado: Acompanhamento a longo prazo. // Surg. today. -2009. - Vol. 39, no. 6. - P. 493-499.

209.   Laukka M., Hoppela E., Salo J., Rantakari P., Gronroos TJ, Orte K., Auvinen K., Salmi M., Gerke H., Thol K., Peuhu E., Kauhanen S., Merilahti P., Hartiala P. Enxerto de gordura pré-

peritoneal inibe a formação de aderências intra-abdominais em ratos. J. Gastrointest Surg. 2019. No. 10. DOI: 10.1007/s11605-019-04425-4.

210. Fu Y., Tsauo J., Sun Y., Wang Z., Kim KY, Lee SH, Kim DY, Jing F., Lim D., Song HY, Hyun H., Choi EY Developmental endothelial locus-1 prevents development of peritoneal adhesions in mice. Biochem Biophys Res Commun. 2018. No. 500 (3). R. _ 783-789. DOI: 10.1016 / j.bbrc.2018.04.158.

211. Montalvo-Javé EE, Mendoza-Barrera GE, GarcíaPineda MA, Jaime Limón Á.R., Montalvo-Arenas C., Castell Rodríguez AE, Tapia Jurado J. Análise Histológica de Aderências IntraAbdominais Tratadas com Hialuronato de Sódio e Gel de Carboximetilcelulose. J Invest Surg. 2016. No. 29 (2). R. _ 80-87. DOI: 10.3109 / 08941939.2015.1076911.

212. Wei G., Zhou C., Wang G., Fan L., Wang K., Li X. O Fator de Crescimento de Queratinócitos Combinado com um Gel de Hialuronato de Sódio Inibe as Aderências Intra-Abdominais Pós-Operatórias. Int. J. Mol. sci. 2016. No. 17(10). pii: E1611. DOI:10.3390 / ijms17101611.

213. Chaturvedi AA, Lomme RM, Hendriks T., van Goor H. Ultrapure alginate gel reduces adhesion reformation after adhesiolysis. Int. J. Colorectal Dis. 2014. No. 29 (11). R. _ 1411-6. DOI: 10.1007/s00384-014-2009-5.

214. Iwasaaio K., Ahmadi AR, Qi L., Chen M., Wang W., Katsumata K., Tsuchida A., Burdick J., Cameron AM, Sun Z. Mobilização farmacológica e recrutamento de células estaminais em ratos pára adesões abdominais após laparotomia. Sci Rep.2019. No. 9 (1). R. _ 7149. DOI: 10.1038/s41598-019-43734-1.19. Hosseini A., Akhavan S., Menshaei M., Feizi A. Efeitos da estreptoquinase e

solução salina normal na incidência de adesão intra-abdominal 1 semana e 1 mês após a laparotomia em ratos. Adv Biomed Res. 2018. No. 7. R .16. DOI: 10.4103 / abr. abr_225_16.

215. Cassidy MR, Sheldon HK, Gainsbury ML, Gillespie E., Kosaka H., Heydrick S., Stucchi AF The neurokinin 1 recetor regulates peritoneal fibrinolytic activity and postperative adhesion formation. J. Surg. Res. 2014. No. 191 (1). R. _ 12-18. DOI: 10.1016 / j.jss.2014.04.030.

216. Tahmasebi S., Tahamtan M., Tahamtan Y. Prevenção por líquido amniótico de rato de aderências após laparatomia num modelo de rato. Int. J. Surg. 2012. No. 10 (1). R. _ 16-19. DOI: 10.1016/j.ijsu.2011.11.003.

217. Okur MH, Aydogdu B., Arslan MS, Alabalik U., Arslan S., Kara İ., Canpolat F., Şahin A., Otcu S. Intra-peritoneal administration of Ecballium elaterium diminishes postperative adhesions. Ata Circ Bras. 2014. No. 29(10). R. _ 639-643.

218. Cassidy MR, Sherburne AC, Sheldon HK, Gainsbury ML, Heydrick S., Stucchi AF Os inibidores da histona desacetilase diminuem as aderências intra-abdominais com uma dose intra-operatória, reduzindo as vias de deposição de fibrina peritoneal. cirurgia. 2014. No. 155 (2). R. _ 234-244. DOI: 10.1016/j.surg.2013.08.018.

219. Macarak EJ, Lotto CE, Koganti D., Jin X., Wermuth PJ, Olsson AK, Montgomery M., Rosenbloom J. Trametinib previne a transição mesotelial-mesenquimal e melhora a formação de aderências abdominais. J. Surg. Res. 2018. No. 227. R. 198-210. DOI: 10.1016 / j.jss.2018.02.012.

220. Kuckelman JP, Kononchik J., Smith J., Kniery KR, Kay JT, Hoffer ZS, Steele SR, Sohn V. Human-Derived Amniotic Membrane

Is Associated With Decreased Postoperative Intraperitoneal Adhesions in a Rat Model. Dis Colon Rectum. 2018. No. 61 (4). R. _ 484-490. DOI: 10.1097/DCR.0000000000001037.

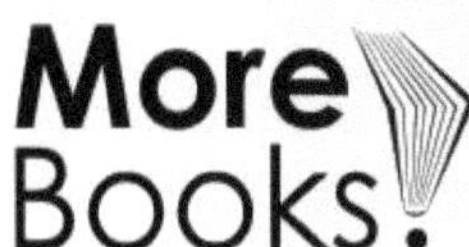

More
Books!

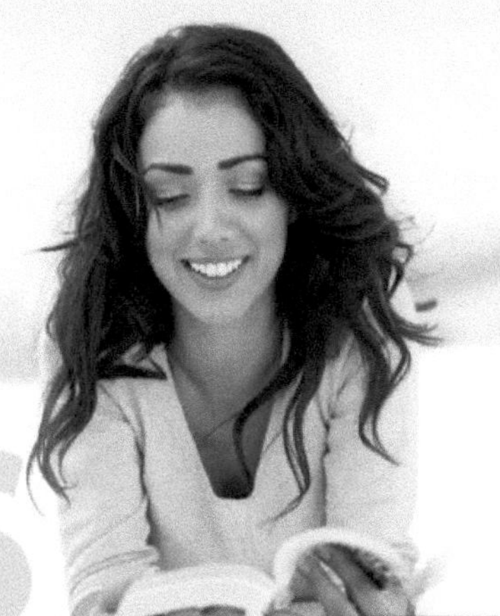

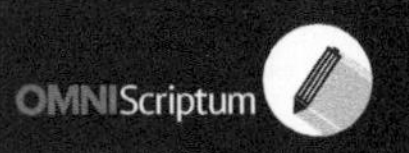

info@omniscriptum.com
www.omniscriptum.com
OMNIScriptum

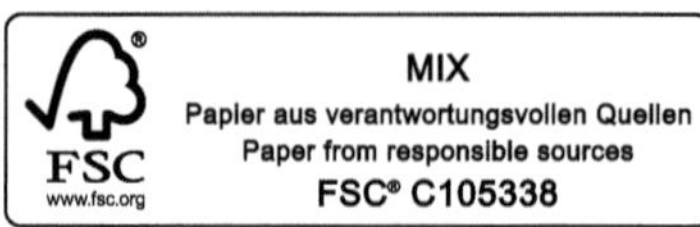

Printed by Books on Demand GmbH, Norderstedt / Germany